韓振方編著

黃帝素(陰)書

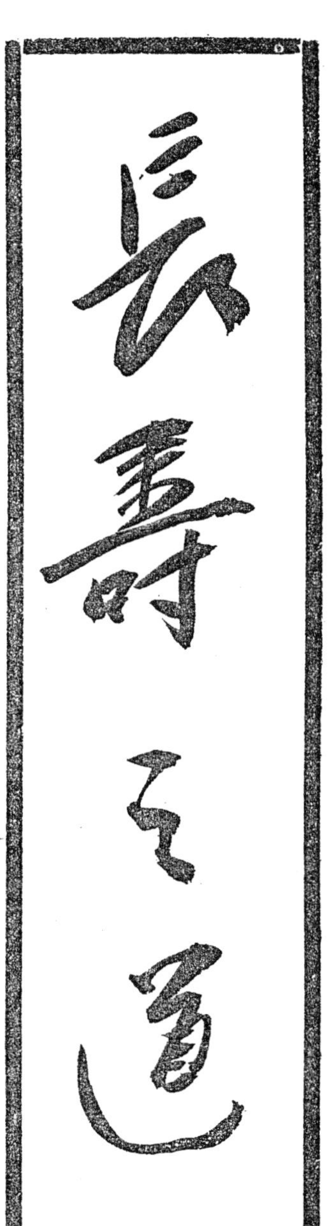

楊森

又名：

養生秘訣

振方先生編著長壽之道

延年益壽

八十一叟馬壽華題

振方先生編著長壽之道

又名養生秘訣

修養、保養、營養

長生其中矣

王名馴敬題

振芳先生編著長壽之道

又名壽生秘訣

壽生之基

事業之源

袁約民敬題

楊森上將軍簡介兼述與筆者之因緣

韓振方撰

詩曰：一、天下未動蜀先動，民初尤烈賽前朝；
　　變臉群梟爭演出，誰個久領獨風騷。
　二、富饒天府非虛言，土肥地廣多人口；
　　水渠工程利稻田，野心政客不求援。

昔時曾是西蜀之國，川北廣元縣人楊森字子惠之籍也。傾向崇慕拯救中華民族革命先行者　國父孫中山先生爲雪甲午戰敗之恥（一八九五年），割讓臺澎予日本，（痛吟曰：）

一、宰相無權敢割地，奈因清廷戰不勝；
　孤臣有心力護臺，縱多逢甲勢難為。

二、清日甲午對戰決，海上軍艦不如敵；
慈禧享受費建園，國父倒滿非無因。

決心革命，推倒腐敗滿清政府，遠赴太平洋中之檀香之，創立興中會，幾經變革爲中國國民黨。有詩曰：

一、十次失敗志不餒，廣州碧血三二九；
武漢三鎮十月十，首屆總統都南京。

二、東亞民主第一雄，多少烈士國犧牲；
敬崇國父孫中山，胸懷博愛為公心。

一九一二年元月一日中華民國之創建者，國父孫中山先生在南京就任臨時大總統，而楊森亦首任督軍於四川成部。國父之所以偉大本乎天下爲公博愛之情懷，爲逼清帝退位，不願生靈塗炭，僅在位三月，讓位於袁，願募款先建築鐵路二十萬公里以展交通。詎袁圖謀帝制，簽訂賣國條約，喪權辱國，各省反對聲浪蜂起，國父險遭袁刺，川內群雄爭出，楊隻身棄妻鄧氏（產子名小平），避走雲南。民五，遠逆廢中華民國爲中華帝國，改元洪憲，滇省蔡鍔起義護國，袁皇帝夢只八十三天，憂憤逝矣！有詩爲證：

一、國父為雪臺澎辱，推翻滿清創民國；
　　袁逆稱帝改洪憲，蔡鍔起兵復中華。

二、功在中華民國建，民主共和炎黃雄；
　　地球人類崇國父，上天誥封偉慈君。

楊森隨滇軍返川，復參與爭權任主席，川內軍頭彼此傾軋，互不相讓。而各省割據，山頭林立，此起彼落。民六　國父在南方廣州另復立中華民國政府，毛澤東曾任宣傳代部長，南北對峙，楊森傾向南方。國父孫中山先生於民十三年十二月北上商國是前，先至黃埔軍校（國共生同校周恩來任政治總教官）對學生訓示，其詞作爲國歌及校歌，歌詞內有—以建民國，以進大同—翌年三月十二日　國父逝北京。粵東陳逆聞訊復叛亂　校長蔣公承志國父，率生東征平叛，繼而統一兩廣。有詩爲證：

一、直奉爭權馮回師，北方政府群無首；
　　段為執政邀國父，逝世北京全國痛！

二、袁逆篡國遭天懲，爭奪總統變無常；
　軍閥爭地干戈向，誰恤百姓民疾苦。

時在京臺灣北大學生輓聯曰：

△三百萬臺灣剛醒同胞微先生何人領道；四十年祖國未竟事業舍我輩其誰分擔。

民十五年七月九日校長蔣公率仁義之師北伐，時稱國民革命軍，楊則通電附和聲援壯勢，接受革命軍改編爲二十軍戰鬥行列。民二十四年，復任川省主席於萬縣時，有前清雍正征西名將年羹堯屬下人瑞二百五十歲之李青雲者，不食人間煙火，效張良伴赤松，與清風明月爲伍，雲遊山水，迎至軍部，觀其坐息生活狀態，達半年之久，事聞於南京蔣公欲見其人，奈其性閑散，遠離塵擾，不願應召，隨隱影失蹤，無人知其跡也。楊森等著有「李青雲二百五十歲人瑞」實記乙書留世。民二十六年在八年抗戰—（一九三七—七七）—出川之榮任集團總司令，迨日敗投降，洗雪國恥，收回臺澎—（一九四五—八一五日降）—繼之國共內訌，毛奪權。有詩曰：

一、清割臺澎蔣公復，勳在炎黃功在天；

誥封一品文判官，國辱滌蒙琉待歸。

二、黑龍江北庫葉島（海參威）尼布楚約前清恥；

抗日戰勝毛奪權，兩岸炎黃難力爭。

中華民國在大陸三十八年底前—（民元一月一日—三八年十二月八日）—外患內憂，名雖統一—投機政客反覆撥弄稱雄—實則戰亂，政府自四川成都遷臺—（一九四九年十月一日毛共建政北京）—楊惠公首任中華民國體協會長，民六十年於其卸任前給爲筆者編著乙書親題—長壽之道—內附陰符經及黃石公素書—授張良者—另尚有四卷，彌著珍貴也。書內附有楊將軍功法及養生絕秘之藥方一帖，爲地仙爲人師者得者寶之，必增壽也。質法及延救藥方列后：

一、其長壽功法：（空腹）行之必壽：

（一）伏地挺身：日做一次，每次一分鐘。

（二）室內外拉背：日行不輟。

（三）劈腿：由高而低，漸次臀部著地。

二、尿療治百疾：

（一）每日行之。

（二）最好夜間。

（三」杯盛接飲。

三、長壽保養及風濕藥方：（神農薯粉日常食之）

（一）長壽保養方：正川七，粉光蔘各三兩，磨粉早晚一匙。

（二）專治風濕膝痛症方：牛藤、枸杞、杜仲、續斷、巴戟天，骨碎補、補骨脂、桑寄生－以上各三錢。

（三）預防中風、通血路、清血功用：可治療久年頸部筋會緊、酸、痛，腳、臉部及手、手指頭會痳功效甚好。其藥方：（功效卓著）禁空心菜、白蘿蔔。（孕婦禁）大正晉生芪四兩、川芎一錢、赤芍錢半、牛七一錢、鎖陽二錢、六汗一錢、桃仁一錢、川地龍干一錢、正西紅花一錢、（正）天痳一錢、木瓜一錢、川西尾二錢。

煎　法：（二）（三）方，水五碗煎一碗。

適應法：專治膽固醇、中性脂肪（血濁病）、高血壓、中風、行動不便者。

特　註：本方經中師檢驗，對體質強大火氣大者免服爲宜。

（四）楊惠公—森—長壽延命酒方：正阿膠二兩、正龜膠二兩、正鹿膠二兩、大蛤蚧二對、晉者二兩、大枸杞二兩、正西歸一兩、紫河車一兩、鎖陽兩、高麗蔘一兩、海狗鞭二支、正油桂五錢、女貞子一兩、首烏二兩、覆盆子五錢、大河馬二兩、海龍二兩（共十七味上好正藥），以足分上好米酒五斤浸一月後，每晚一小杯。（此方千金難買，養生保健長壽方，彌足珍貴也。）

（五）強身補腎方：（筆者提供）黨蔘、遠志、茯苓、元肉、冬朮、當歸、川芎、枸杞、乾薑、白芍、鎖陽、熟地、蓯蓉、故紙、兔絲，以上各五錢；附子、肉桂各三錢、甘草二錢、大棗十六個、正北旗八錢、首烏三錢、龜膠三錢、巴吉三錢，以上二十三味用高粱酒二斤泡一月早晚浸服之。

（六）天王補心丹：（道藏法師提供—健忘、失眠病）柏仁、棗仁，天冬，麥冬，當歸，昌蒲，生地，元參，人參，丹參，桔梗，心，茯苓，朱砂，蜂蜜，各三錢。春秋季煮服之斥劑亦可。

（七）腎虧房事無力。（腎虛精力不足—養生之道載）小本山葡萄兩半，殼刺三錢，　湯霍四錢，巴戟三錢，肉蓯蓉五錢，茯苓四錢，當歸三錢。

用法：五碗水煎的碗，四碗水前一碗，早晚飯前各服一次。

禁忌：冰冷食物，白菜，空心菜。

（八）楊森上將軍，一生鐵馬金戈，南征北戰，但其心良善慈悲，在年近百齡前，終悟素食之好處：結佛緣，養慈悲，惜生靈，解冤孽，離作業，消災難，益美容，助修道，保健康，健腸胃，清血液，降血壓，通佛境，止殺生，愛眾生，免果報，除宿恨，獲神佑，可養顏，長智慧，能長壽，少疾病，清血管，去心臟，防糖尿，欲長壽延命者該早素食也。

四、楊森九十五歲登上中華民國政府首都臺北市所在地之南港山，且刻石更名「九五峰」，以紀念其雄，而今成爲首都市民愛登山健康長壽者休閒常攀之山。筆者擬在百歲之齡必登上此峰之北—拇指山—形猶拇指故名，並將其所題「長壽之道」乙書特印發壹百本，凡在此年此月此日中午前—屆時隘口普告—登上該山頂峰先上百人者必榮本人簽名書乙本，以祝百歲長壽不老之壽齡，且將此山更名爲—「百歲峰」—刻石留記，以彰其德也—有詩：

一、惠公長壽非無因，戎馬疆場時鍛身；

御而不失坐息定，無奈痕崩早返天。

二、今慕惠公體健雄，誰人不敬楊將軍；

年高九五登南港，祝君百齡上拇指。

五、人謂楊惠公精力特強生育有百子之說，其擬在百歲時，走訪地球列國探視其子，但在九八歲時登玉峰歸來，因疾腸割治，將癒出院時，有謂美妾前來探視，夜宿未返，情動猛擊，腸痕暴裂，醫救不及，崩血過多，無法挽回—惟大英雄難不色—誠惋而惜也，但政府感念其忠貞，仍追贈為上將銜，以示褒揚。另有謂毛在文革十年動亂期毛將鄧小平打成右派下放工廠做工勞動時，楊主動向蔣公請假告知小蔣去港，要見鄧某—因經國在前蘇聯與鄧有同窗之誼—促其來臺保護未果，因傳謂鄧為楊元配鄧氏所產，否實謎底待揭也？而朱德（留德入共）為中共元帥之首，在蔣公率國民革命軍北伐途中當克武漢江南時在民十六年八月一日參予南昌暴動之列（共謂起義）曾是楊部之營長無疑，楊森之所以為蔣公倚為股肱非無因也。當年竭力嚮應切實配合蔣公建設理想，把臺澎金馬地區建設為科技工業城鄉將來作為大陸地區建設之張本並成為民主自由之模範。

六、楊大將軍惠公與我在臺結緣之前，筆者在大陸八年抗戰期卒業於黃埔官校，並未分發服務其轄直屬而是另部所謂川軍也，時有以中央軍為主及東北軍西北軍，各省軍，八路軍，游擊隊等，階以中華民國國軍政府軍爲名，聯合參加抗日，迨寇投降，尚有汪僞軍、僞滿軍、兵約八百萬因勝利，復員縮編，中共爭權擴編，國共分裂，戰不四載，由強轉弱，府頒令戡｜亂更難平，政策錯誤，統戰失策，經濟崩潰，終而由陸轉臺則兩岸分矣！此天運於炎黃乎？時謂：自由及竹幕皆以中國名，兩岸競強，約念年後，始有緣在遷臺政府首都相識森公於體協及獅子森冰宮開幕典禮會中，請益良多，悉其常與張大千、張群等川省鄉賢交往，並曾訪晤「西安兵諫」主角張學良於北投，且質問其爲何？謂時勢所趨，共讚英雄國責犯上叛逆難恕其爲也。與遭軟禁之孫立人上將軍於臺中質其有無兵諫之心？謂「莫須有」也。一生戎馬，嗜好文史，性遨遊於山林，喜於僧道談天論玄，故九十歲後主動素食，深體天人合一之道，故其長壽，則得之登山越野狩獵之好也，吾人難不欣慕效法而悟長壽之理？但要戒其色先要固本也。

七、在本書內有多懂功法及藥方與諸多奇言妙語提供讀者參悟，但要履行運用，否則徒托空言，閱而不踐，豈不空有其法其方也。特敬告讀者本書之「陰符經」得之宜珍惜，細讀，因其文句有歷朝歷代高僧隱士賢者大德各家註釋有異之句：而筆者將其不同版本不同時代之人解句觀點區別之處，集文釋於一句，互為比較，始明其底奧而究其玄竅，不但能參天地日月運轉之理，且通成神為仙之門，與修悟為佛成聖之徑，讀者當視為難得之本，得者祝君壽高百齡，永遠長青，但要做；行善積德，慈悲為懷，阿彌陀佛也。詩曰：

一、中華民族空前劫，國父蔣公誓雪恥；
　民國創建敗強寇，光復臺澎楊立功。
二、英雄本色無可非，無奈惠公忘刀痕；
　將軍為國忠不二，來生探子祝百齡。
三、金馬鐵戈數楊森，戰場辣妹難忘尋；
　縱然兒女不相識，天涯海角多情親。
四、楊森人生朝代替，變亂無常身不敗；

臨去道出真心話，討厭戰爭要和平。

八、楊惠公性直剛正，素鄙邪惡，尤不恥反覆無常撥弄是非之佞人，辱罵中華民國之學者野心政客－一生崇仰　國父孫中山革命精神，並嚮應　蔣公北伐參加抗日及內訌戰爭，追隨政府來臺效中華民國，堪謂志節千秋，忠貞不二愧煞多少投機份子，變成軍頭，陣前倒戈，臥底諜敵，臨往生仍念念不忘創建中華民國者孫中山先生夢想之達成：

地球人類大同國父和平理想仍未完成；

兩岸炎黃子孫肩承文化傳揚尚待努力。

中華民國一百一十二年　韓振方預立國父誕辰

於政府首都臺北市

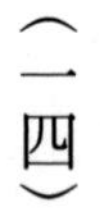

目錄

前言

斯書、謬承名重於台北之大律師王名馴暨袁約民二位先生，在日理萬機中，分別為本書題辭，甚以為榮。至所題之辭，正是此書欲道而未言之也。其深入淺出之理，可謂盡得書中神髓耳。蓋黃帝陰符、黃石素書、以及養生玄祕諸卷，乃闡明最高「修養」之哲理，世間人鮮悉也。而玄功訣法、素子驗方、與乎明生十二訣等篇，復列陳「保養、營養」之法，此奧義「盡在其中矣」。設若能融會貫通，勤而為之，則體愈健，情以達，智益開，老而彌堅，勳功日隆，乃正所謂「養生之基，事業之源」矣。夫人之所貴者體也，體衰，則一切烏有，是故有志於養生長壽之士，該書實不可或缺之寶典也。旋於再刊時，復承我國體協會名譽理事長楊森將軍題贈「長壽之道」作爲封面，以及書畫協會理事長馬壽華先生賜書「延年益壽」之辭，彌足珍貴，二老均屆高年，勳業懋蹟，國人欽慕，素悉「養生玄訣」，故享逾耄齡。蓋「養生之竅」哲理多端，非深究精研者，何以得之矣，此書概涵之也。允宜人手一册，朝夕惕習，探明機微，以臻「松柏長青」之境，苟君以之致贈親友、同仁、同學或長官以贈僚屬，同獲延年益壽之惠，豈非無上之嘉禮乎？無以爲感，謹誌言，微申謝忱。

中華民國六十一年十二月　韓振方　謹誌於

台灣省花蓮市

養生歌

韓振方

人生本無病；率多因自尋。
想想飢寒苦；溫飽卽是福。
想想生活苦；達觀卽是福。
看人牢獄苦；安份卽是福。
莫慕人家騎大馬；還有步行在後頭。
多行善事天有助；虧損蔭德神不容。
爲人在世一生中；無病少災福不輕。
敬業樂群創事功；少用智謀害人情。
人生本來該長壽；縱貪自使命短促。

營養夠了就可以；山珍海味不必有。
未病就該注養生；有疾多向方中求。
食醫食療我祖傳；五穀百草是神靈。
妄求近世特效藥；化學品劑毒性多。
好些病症西藥無；遠祖炎黃早備妥。
唯未科學少人信；不明藥理奈若何。
勸君若要論養生；多向書中探究竟。
有人大病費數萬；不化一文病全清。
中藥玄妙就在此；可惜國人分不清。
一味崇洋能療疾；鄙視國藥太不行。
神農黃帝嚐百草；本來物性相尅生。
天有乾坤循環數；人亦天也理自明。

扭轉生機奪天地；百年長壽本可行。
黃帝陰符多奧理；養生玄秘篇篇精。
玄功訣法樣樣好；素子驗方講食醫。
黃石素書視爲寶；明生十二訣中秘。
諸君如要談養生；盡向書中探分明。
養生玄機先人得；那個不是百年青。
世上金錢賺不盡；抽點時間看究竟。
莫認年富體正強；那有閒情來養生。
一旦大病臨上身；蓋世雄風亦完了。
好些英年早去也；只因不明養生訣。
請君多探書中妙；養生歌兒眞正好。
我把此歌作篇首；只求人人百年青。
養生歌兒看了後；書中玄妙務究明。

長壽之道書中藏；
各卷皆備養生經。
明白篇篇永年意；
掌握生機在乎人。

陰符經

軒轅黃帝著

軒轅黃帝著陰符；
體天用道玄理深。
陰陽造化多奧秘；
養生之人奉爲經。

黃帝陰符經序

陰符經相傳爲黃帝所著，已歷四千餘年矣。歷代解註者百數十家，其流傳於世厥爲五代時張果老以及唐藝文誌中列有太公、老子、伊尹、范蠡、鬼谷子、廣成子、張良、諸葛亮、李荃等之集註。與後來有清一代之大儒，曾隱居棲雲山道號素樸散人悟元子劉一明所釋之陰符經是也。均當代之傑出神秘人物，釋註各一，解評不同，難使讀者窺其全豹。其存於世者，率都藏諸道山，僅供少數山僧道士所研誦，視爲養生修眞瓌寶，非一般常人所能悉也。僘不揣學陋，集諸各家所注之本，彙成一卷。藉供世人一明究竟而較辯正誤，期歸正統於大道也。陰符經雖三百餘字，然釋盡天人之奥秘，窮造化之宏旨，究修道養生之訣要。明達性命之精微。惜乎世人少見其書，未知其底蘊耳。蓋經之所述，乃治國之道、謀軍之法、修身之要、明天之理、陰陽之術、變化之機是也。文簡義玄，當反覆審究，始曉其意耳。謹將歷代各家解註段節之不同，冠以數字於句首傍，未冠者為全節釋也。悟元子所釋無標點分句，頗使讀者難辨。今如句分不明，有負先哲，乃吾學有未逮之咎。望高明賢達教以匡之。其動機在使本經普傳於世人，皆能明乎始祖黃帝叫人如何扭轉生機，永保長春之術旨矣。

中華民國六十一年十一月廿日　　韓振芳於台灣省花蓮市

軒轅黃帝著

陰符經

本經有太公、老子、伊尹、張果老、鬼谷子、悟元子、廣成子、范蠡、張良、諸葛亮、李筌　等集註

[1]觀天之道，執天之行盡矣。[2]天有五賊，見之者昌

另本「觀天」之上有「經曰」二字

果老曰：[1]觀自然之道，無所觀也。不觀之以目，而觀之以心。心深微而無所不見，故能照自然之性。性能深微而能照，其所謂之陰。執自然之行，無所執也。故不執之以手，而執之以機。機變通而無所繫，故能契自然之理，夫惟變通而能契，斯謂之符。照之以心，契之以機，而陰符之義盡矣。李筌以陰爲暗，符爲合，以此文爲序首，何昧之至也。[2]五賊者：命、物、時、功、神也。聖人之理，圖大而不顧其細，體瑜而掩其瑕。故居夷則遵道布德以化之。履險則用權發機以極之務在匡天地。謀在濟人倫，於是用大義除天下之害。用大仁興天下之利，用至正措天下之枉。用至公平天下之私。故反經合道之謀，其名有五，聖人禪之，乃謂

之賊。天下賴之，則謂之德。故賊天之命，人知其天而不知其賊，黃帝所以代炎帝也。賊天之物，人知其天而不知其賊，帝堯所以代帝摯也。賊天之時，人知其天而不知其賊，帝舜所以代帝堯也。賊天之功，人知其天而不知其賊，大禹所以代帝舜也。賊天之神，人知其天而不知其賊，殷湯所以革夏命也。周武所以革殷命也。故見之者昌，自然而昌也。太公以賊命爲用味，以取其喻也。李荃不悟，以黃帝賊少女之命，白日上騰爲非也。

太公曰：其[2]一賊命。其次賊物。其次賊時。其次賊功。其次賊神。賊命以一消，天下用之以味。賊物以一急天下用之以利。賊時以一信，天下用之以反。賊功以一恩，天下用之以怨。賊神以一驗，天下用之以小大。

鬼谷子曰：天之五賊，莫若賊神。此大而彼小，以小而取大，天地莫之能神，而況於人乎。

荃曰：黃[2]帝得賊命之機，白日上升，殷周得賊神之驗，以小滅大。管仲得賊時之信，九合諸侯[1]。范蠡得賊物之急，而霸南越。張良得賊功之恩，而敗強楚。

悟元子曰：性命之道，一天道也。天之道，陰陽之道耳。修道者能知天道之奧妙而神明默運，竊陰陽之氣，奪造化之權，可以長生不死。可以無生無死。然其最要處，則在能觀能執耳。何謂觀：則在格物致知之爲觀。極深研幾之爲觀。心知神會之爲觀。迴光返照之爲觀。不隱不瞞之爲觀。何謂執：專心致志之爲執，無過不及之爲執。身體力行之爲執。愈久愈力之爲執。始終如一之爲執。觀天道無爲之功，頓悟也，所以了性。執天行有爲之學漸修也，所以了命。能觀能執，用陰陽之道，以脫陰陽。依世間法而出世間，性命俱了，心法兩忘，超出天地，永劫長存。只此二句，卽是成仙成佛之天梯，爲聖爲賢之大道也。外此者，皆是旁門曲徑，邪說淫辭，故曰盡矣。五賊者：金、木、水、火、土也。天以陰陽五行化生萬物，一氣成形，而人卽受此氣，以生、以長。但自陽極生陰，先天入於後天，五行不能和合，自相賊害。各一其性。木以金爲賊。金以火爲賊。火以水爲賊。水以土爲賊。土以木爲賊。是所謂天之五賊也。惟此五賊，百姓日用而不知以故生而死，死而生，生死不已。若有見之者，逆施造化，顚倒五行。金本尅木木反因之而成器。木本尅土，土反因之而生榮。土本尅水，水反因之而不泛。水本尅火，火反因之而不燥。火本尅金，金反因之而生明。尅中有生，五賊轉而爲五寶。一氣渾然，還元返本，豈不昌乎。

五賊在乎心。施行在乎天。宇宙在乎手。萬化生乎身。

另本前二句少「乎」字，第二句「在」爲「於」字

果老曰：其立德明，其用機妙，發之於內，見之於外而已矣。豈稱兵革以作寇亂哉。見其機而執之，雖宇宙之大，不離乎掌握。況其小者乎。知其神而體之，雖萬物之衆矣，不能出其胸臆。況其寡者乎。自然而造化之力，而我有之，不已盛乎。不已大乎。李筌等以五賊爲五味，順之可以神仙不死，誣道之甚也。

太公曰：聖人謂之五賊。天下謂之五德。人食五味而生，食五味而死。无有怨而棄之者也。心之所味也，亦然。

鬼谷子曰：賊命可以長生不死。黃帝以少女精炁感之。時物亦然。且經冬之草、覆蓋之而不死，露之卽見傷。草木植性，尚猶如此。況人萬物之靈，其機則少女以時。

廣成子曰：以爲積火焚五毒。五毒卽五味。五味盡，可以長生也。

李筌曰：人因五味而生，五味而死。五味各有所主，順之則相生，逆之則相勝。久之則積炁薰蒸，人腐五臟，殆之滅亡。後人所以不能修其天年者，以其生生之

厚矣。是以至道淡然，胎息无味。神仙之術百數，其要在抱一守中。少女之術百數，其要在還精採炁。金丹之術百數，其要在神水華池。治國之術百數，其要在清淨自化。用兵之術百數，其要在奇正權謀。此五事者，卷之藏於心，隱於神。施之彌於天，給於地。宇宙瞬息，可在人之手。萬物榮枯，可生人之身。黃帝得之，先固三宮，後治萬國。以鼎成而馭龍上昇之於天也。

悟元子曰：人秉五行之氣而生身，身中卽具五行之氣。然心者身之主，身者心之室。五賊在身，實在心也。但心有人心道心之分。人心用事，則五賊發而爲喜、怒、哀、樂、慾之五物。道心用事，則五賊變而爲仁、義、禮、智、信之五德。若能觀天而明五行之消息，以道心爲運用，一步一趨，盡出於天，而不由人。宇宙雖大，如在手掌之中，萬化雖多，不出一身之內。攢五行而合四象，以了性命可不難矣。

天性、人也。人性、機也。立天之道，以定人也。

果老曰：人謂天性，機謂人心。人性本自玄合，故聖人能體五賊也。

亮曰：以爲立天定人，其在於五賊。

悟元子曰：天性者，天賦之性。即眞如之性。所謂眞心不識不知順帝之則，而人得以爲人者是也。人心者氣質之性，即知識之性。所謂機心見景生情，隨風揚波而人因之。有生有死者是也。天性者天機。即是天道。人心者人機。即是人道。守天機者存。順人機者亡。惟大聖人觀天道，執天行中立不倚，寂然不動。感而遂通修眞性，而化氣性。守天道而定人心。不使有一毫客氣，雜於方寸之內也。

[1]天發殺機，移星易宿。地發殺機，龍蛇起陸。人發殺機，天地反覆。

[2]天人合發，萬[1]變定基。

另本「合發」爲「合德」、「萬變」爲「萬化」少「移星易宿、地發殺機」八字。

果老曰：天機張而不生。天機弛而不死。天有弛張，用有否臧。張則殺威行。弛則殺威亡。人之機亦然。天以氣爲威，人以德爲機。秋冬陰氣嚴凝，天之張殺機也。故龍蛇畏而蟄伏。冬謝春來，陰退陽長，天之弛殺機也，故龍蛇悅而振起，天有寒暄，德亦有寒暄。德刑整肅，君之張殺機也。故以下畏而服從。德弛刑偏君之弛殺機也。故奸雄悅而馳騁。位有尊卑，象乎天地，故曰天發殺機，龍蛇起陸。寇亂所由作。人發殺機，天地反覆。尊卑由是革也。太公諸葛亮等以殺人過萬，大風暴起，晝若瞑，以爲天地反覆，其失甚矣。[2]天以禍福之機運於上。君以利害之機動於下。故有德者萬變而愈盛，以至於王。無德者萬化而愈衰，以至於亡。故曰天人合德，萬變定基，自然而然矣。

范曰：昔[1]伊尹佐殷，發天殺之機，克夏之命盡，而事應之。故東征西夷怨、南征北狄怨。

太公曰：不耕三年大旱，不鑿十年地壞。殺人過萬，大風暴起。

亮曰：按楚殺漢兵數萬，大風杳冥晝晦，有若天地反覆。

良曰：從[2]此一信而萬信生，故爲萬變定基矣。

荃曰：大荒大亂，兵水旱蝗，是天殺機也。虞舜陶甄。夏禹極骸。殷繫夏臺。周囚羑里。漢祖亭長。魏武乞丐。俱非王者之位，乘天殺之機也。起陸而帝。君子在野，小人在位，權臣擅威，百姓思亂，人殺機也。成湯放桀，周武伐紂。項籍斬嬴嬰。魏廢劉協，是乘人殺之機也。覆貴爲賤，反賤爲貴，有若天地反覆。天人之機合發，成敗之理宜然。萬變千化，聖人因之而定基業也。

悟元子曰：殺機者陰肅之氣，所以傷物也。然無陰不能生陽，非殺無以衞生。故天之殺機一發，則週而復始。而星宿移轉，斗柄囘寅。地之殺機一發，則剝極而復。龍蛇起陸，靜極又動。惟人也，亦具一天地也。亦有此陰陽也。若能效天法地，運動殺機，則五行顛倒，而天地交泰。何則人心若與天心合顛倒陰陽，只片時天時人事合而一之。則萬物變化之根基，即於此而定矣。中庸所謂致中和天地位焉。萬物育焉，即此也。

性有巧拙，可以伏藏。 另本「伏藏」爲「藏伏」

果老曰：聖人之性，巧於用智，拙於用力。居窮行險，則謀道以濟之。對強與明則伏義以退避之，理國必以是。用師亦以是。

良曰：聖人見其巧拙，彼此不利者，其計在心。彼此利者，聖哲英雄道焉，況用兵之務哉。

筌曰：中慾不出謂之啓。外邪不入謂之閉。內啓是其機也。難知如陰，不動如山巧拙之性，使人無閒而得窺也。

悟元子曰：人秉陰陽之氣以成形。具良知良能以爲性。性無不善。而氣有清濁。秉氣清者，則爲巧。秉氣濁者，則爲拙。性巧者，多機謀。性拙者，多貪痴。巧性、拙性，皆係氣質之性。人心主事，非本來之天性，修眞之道，採先天化後天而一切巧拙之性，皆伏藏而不用矣。

九竅之邪，在乎三要，可以動靜。

果老曰：九竅之用，三要為機。三要者，機、情、性也。機之則無不安。情之則無不邪。性之則無不正。故聖人動以伏其情。靜以常其性。樂以定其機。小人反此，故下文云：太公謂三要為耳、目、口。李筌為心神志。此皆忘機也。俱失陰符之正意。

太公曰：三要者，耳目口也。耳可鑿而塞。目可穿而眩。口可利而訥。興師動衆萬夫莫議。其奇在三者，或可動，或可靜之。

筌曰：兩葉掩目，不見泰山。雙豆塞耳，不聞雷霆。一椒掠舌，不能立言。九竅皆邪，不足以察機變。其在三者，神心志也。機動未朕，神以隨之。機兆將成，心以圖之。機發事行，志以斷之。其機動也，與陽同其波。五嶽不能鎭其隅。四瀆不能界其維。其機靜也，與陰同德。智士不能運其榮。深聞不能竅其謀。天地不能奪其時，而況於人乎。

悟元子曰：九竅者，人身，上七竅，下二竅也。三要者，耳、目、口也。人身九竅，皆受邪之處。而九竅中，惟耳目口三者爲招邪之要。口耳聽聲則精搖。目視色則神馳。口多言則氣散。精、氣、神一傷。則全身衰敗。性命未有不喪者。人能收視返聽，希言、閉其要口、委志虛無，內念不出，外念不入，精、氣、神三品大藥，凝結不散。九竅可以動、可以靜。動之、靜之，盡是天機，并無人機。更何有邪氣之不消滅哉。

[1]火生於木，禍發必尅。姦生於國，時動必潰。知之修鍊，謂之聖人。天[2]生天殺，道之理也。

另本「奸生」爲「好生」。「修鍊」爲「修之」

果老曰：夫木性靜，動而生火。不覺火盛而焚其質。由人之性靜、動而生姦，不覺奸成而亂其國。夫明者，見彼之隙以設其機。智者知彼之病，以圖其利。則天下之人，彼愚而我聖。是以生者，自謂得其生、死者自謂得其死。無爲無不爲，得道之理也。

荃曰：[1]火生於木，火發而木焚。奸生於國，奸成而國滅。木中藏火，火始於无形國中藏奸，奸始於无象。非至聖不能修身鍊行，使奸火之不發。夫國有无軍之兵天災之禍矣。以箕子而縛裘牧。商容囚而蹇叔哭。

良曰：機[2]出乎心，如天之生、如天之殺，則生者自謂得其生，死者自謂得其死。

悟元子曰：火[1]喻邪心，木喻性姦譬陰。惡國譬身。木本火生，火發而禍及木，則木尅。邪生於心，邪發而禍及心，則性亂。國中有姦，姦動而潰其國，則國亡陰藏於身，陰盛而放其身，則命傾。身心受累，性命隨之。於此而知，潛修密鍊觀天道、執天行，降伏身心，保全性命，不爲後天五行所拘者，非聖人其誰與歸天[2]道，陰陽而已。陽主生、陰主殺，未有陽而不陰，生而不殺之理。故春生夏長秋斂冬藏。四時成序，週而復始，循環不已，亙古如是也。

天[1]地、萬物之盜。萬物、人之盜。人、萬物之盜。三盜既宜，三才既安。故[2]曰食其時，百骸治。動其機，萬化安。[3]人知其神而神。不知不神而所以神也。

另本「骸治」爲「骸理」。「神也」爲「神」少「也」「而神」爲「之神」。「而所」爲「之所」。

果老曰：天[1]地以陰陽之氣化爲萬物，萬物不知其盜。萬物以美惡之味饗於人，人不知其盜。人以利害之謨制萬物，萬物不知其盜。三盜玄合於人心，三才靜順於天理。有若時然後食，終身無不愈。機然後動，遮類無不安。食不得其食，動不得其機，殆至滅亡。時[2]人不知其盜之爲盜，只爲神之能神。又引鬼谷子曰：彼此不覺爲之神。蓋用微之功著矣。李荃不知此文意通三盜。別以聖人愚人爲喻，何其謬也。

鬼谷子曰：三盜者[1]，彼此不覺知，但謂之神明。此三者，况車馬金帛，棄之可以傾河塡海，移山覆地。非命而動，然後應之。

荃曰：天地與萬物生成，盜萬物以衰老。萬物與人之服御，盜人以驕奢。人與萬物之上器，盜萬物以毀敗。皆自然而然也。三盜各得其宜，三才遞安其任。

鬼谷子曰：不[2]欲令後代人君廣斂珍寶，委積金帛。若能棄之，雖傾河塡海，未足難也。食者所以治百骸。失其食而生百骸。動者所以安萬物。失其機而傷萬物。故曰時之至間，不容順息。先之則大過，後之則不及。是以賢者守時，不肖者守命也。

荃曰：人[3]皆有聖，人不貴聖人之愚。既覩其聖，又察其愚。復覩其聖。故書曰：專用聰明，則事不成。專用晦昧，則事皆悖。一明一晦，衆之所載。伊尹酒保。太公屠牛。管仲作革，百里奚賣粥。當衰亂之時，人謂之不神。及乎逢成湯，遭文王，遇齊桓，値秦穆，道濟生靈，功格宇宙，人皆謂之神。

悟元子曰：天[1]以始萬物，地以生萬物。然既生之，則又殺之，是天地即萬物之盜耳。世有萬物，人即見景生情，恣情縱慾，耗散神氣。幼而壯、壯而老、老而死是萬物即人之盜耳。人爲萬物之靈，萬物雖能盜人之氣，而人食萬物精華，借萬物之氣，生之、長之，是人即萬物之盜耳。大修行人能奪萬物之氣爲我用，又能因萬物盜我之氣而盜之。并因天地盜萬物之氣而盜之。三盜歸於一盜。殺中有生三盜皆得其宜矣。三盜既宜人與天地合德，并行而不相悖，三才亦安矣。三才既安，道氣常存。萬物又不能屈，造化不能拘矣。然此盜之秘密，有一時之功，須要不先不後、不將不迎，不可太過、不可不及，坎來則離受之，彼到而我待之，陽復以陰，接之以大要，不失其時，不錯其機。故曰食其時百骸理。動其機萬化安。食[2]其時者，趁時而吞，服先天之氣也。動其機者，隨機而扭轉生殺之柄也。食時則後天之氣，化百骸皆理，可以全形動機則先天之氣復，萬化俱安，可以延年。時也、機也、難言也。要知此時即天時。此機即天機。苟非深明造化，洞達陰陽者，烏能知之。噫！八月十五翫蟾輝，正是金精壯盛時。若到一陽纔起處，便宜進火莫延遲。古[3]今學人，皆認昭昭靈靈之識。神以爲本來之元神，故着空執相，千奇百怪，到老無成，有死而已。殊不知此神乃後天之神，而非先天之神。乃神而實。不神者，先天之神，非色非空，至無而含至有。至虛而含至實。乃不神之神，而實至神者。奈何世人，只知後天之神，而神甘入於輪迴。不知先天不神之神，能保乎性命，無怪乎萬物盜我之氣，而罔覺也。

日[1]月有數，大小定數，聖功生焉，神明出焉。[2]其盜機也，天下莫能見莫能知也。君子得知固窮，小人得知輕命。

另本「大小」爲「小大」、「莫能知也」少「也」字、「固窮」爲「固躬」。

果老曰：[1]日月有准，運數也。大小有定，君臣也。觀天之時，察人之事。執人之機，如是則聖得以功。神得以明，心冥理合，安之善也。[2]其盜微而動，而所施甚明博，所行極玄妙。君子用之，達則兼濟天下。太公其人也。窮則獨善一身。夫子其人也。豈非擇利之能審乎。小人用之，則惑明而失其身。大夫種之謂歟。得利而忘義。李斯之謂歟。其非信道之不篤焉。

鬼谷子曰：[1]後代伏思之，則明天地不足貴，而況於人乎。

荃曰：一歲三百六十五日，日之有數，月次十二。以積閏大小餘分有定，皆稟精炁自有，不爲聖功神明而生。聖功神明，亦稟精炁自有，不爲日月而生。是故成不貴乎天地，敗不怨乎陰陽。
亮曰：夫子太公，[2]豈不賢於孫吳韓白，所以君子小人異之。四子之勇，至於殺身固不得其主而見殺矣。
荃曰：季主凌夷，天下莫見凌夷之機，而莫能知凌夷之源。而霸王開國之機，而莫能知開國之機，而莫能知開國之源。君子得其機，順天應人，乃固其窮。小人得之機，煩兵黷武，乃輕其命。易曰：君子見機而作，不俟終日。又曰知機，其神乎。機者易見而難知，見近知遠。
悟元子曰：人之所以能盜天地萬物之氣者，以其天地萬物有定數焉。天地萬物不能盜人之氣者，以其聖道無形象焉。如日月雖高，而有定數可推，日則一年一週天有春夏秋冬之可見，月則卅日一週，天有盈虛朔望之可窺。大為陽，小為陰。陽極則生陰，陰極則生陽。大往小來，小來大往。陰陽循環，乃一定不易之道。至人於此推陰陽造化之消息，用功於一時辰。內採鴻濛未判之氣，以為丹母。奪天地虧盈之數，以為命基。先天而天弗違後天。而奉天時聖功於此而生神明，即於此而出此功，此明其盜機也。雖天地鬼神不可得而測度，况於人乎。天下烏得而見，烏得而知。如其能見能知，安能盜之。此其所以為聖。此其所以為神，是道也。非忠臣孝子大賢大德之人不能知。非烈士丈夫俯視一切，萬有皆空者，不能行。果是眞正修道君子，得意忘言，大智若愚，大巧若拙，不到了性了命之後，不肯洩漏。圭角固窮而如無知者也。至於簿福小人，偶嘗滋味，自滿自足，又不自重性命，無而為有。虛而為盈。約之而為泰，適以自造罪過。非徒無益，而又害之矣。

瞽者善聽，聾者善視。絕利一源，用師十倍。三返晝夜，用師萬倍。

果老曰：瞽者善於聽。忘色審聲，所以致其聰。聾者善於視。遺耳專目，所以致其明。故能十衆之功，一晝之中三而行之，所以至也。一夜之中三而思之，所以精也。故能用萬衆之人。李荃不知師是衆，以為兵師，誤也。

伊曰：思之精，所以盡其微。

良曰：後代伏思之，耳目之利，絕其一源。

荃曰：人之耳目，皆分於心而竟於神。心分則機不精。神竟則機不微。是以師曠薰目而聰耳。離朱漆耳而明目。任一源之利，而反用師於心。舉事機發，十全成也。退思三反，經晝歷夜，思而後行，舉事發機，萬全成也。

太公曰：目動而心應者。見可則行，見否則止。

悟元子曰：瞽者善於聽，非善聽也。以目無所見，而神藏於耳。故其聽也聰。聾者善於視，非善視也。以耳無所聞而氣運於目，故其視也明。即此二者以觀。閉目而耳聰。塞耳而目明。况伏先天之氣，舍假修眞，存誠去妄者，何患不能長生乎。清淨經曰：衆生所以不得眞道者，爲有妄心。既有妄心，即驚其神。既驚其神，即着萬物。既着萬物，即生貪求。既生貪求，即是煩惱。煩惱妄想，憂苦身心，便遭濁辱。流浪生死，常存苦海，永失眞道。妄想貪求，乃利之源也。人能絕此利之一源，則萬有皆空。諸慮俱息。勝於用師，導引之功十倍。又能再三自返，存誠去妄，朝乾夕惕、晝夜慇懃，十二時中無有間斷，漸歸於無惡至善之地，勝於用師，導引之功萬倍。蓋師之功能革其面，而不能革其心。能與人規矩，而不能使人巧絕利自返。正心地下功，戒愼恐懼於不睹不聞之處。師力焉得而及之至。聖云：一日克己復禮，天下歸仁焉。爲仁由已，而由人乎哉。正是此節妙諦也。

心生於物、死於物，機在於目。　另本「機在於目」少「於」字。

果老曰：心有愛惡之情，物有否臧之用。目視而察之於外，心應而度之於內。善則從而行之，否則違而止之。所以勸善而懲惡也。荃以項羽昧機，心生於物。以符堅見機，心死於物。殊不知有否臧之用。

荃曰：爲天下機者，莫近乎心目。心能發目，目能見機。秦始皇東遊會稽，項羽目見其機，心生於物。謂項良曰：彼可取而代之。晉師畢至淮淝。符堅曰：見其機，心死於物。謂符融曰．彼勁敵也。胡爲少耶。則知生死之心在乎物，成敗之機見於目焉。

悟元子曰：心如主人，目如門戶。本來眞心，空空洞洞，無我無人。無物與太虛同體焉。有生死其有生死者，後天肉團之心耳。心不可見，因物而見。見物便見心。無物心不現。是主人或生或死物生之物死之，其所以使物生死心者，皆由目之開門揖盜耳。蓋目有所見，心卽受之。是心生死之機實在目也。人能返觀內照外物無由而受。生死從何而來。古人云：滅皆可以却老，此至言也。

天[1]之無恩，而大恩生。迅雷烈風，莫不蠢然。至[2]樂性餘，至靜性廉。

果老曰：天[1]以兇象咎徵見人，人能儆戒以修德。地以迅雷烈風動人。人能恐懼以致福。其無恩而生大恩之謂也。李筌以天地不仁爲大恩。以萬物歸於天爲蠢然。與陰符本意殊背。[2]情未發謂之中，守中謂之常，則樂得其志而性有餘矣。性安常謂之自足，則靜得其志而廉常足矣。筌以奢爲樂性，以廉爲靜。殊乖至道之意。

太公曰：戒[1]懼致福。

良曰：熙熙哉。

筌曰：天心无恩，萬物有心，歸恩於天。

老子曰：天地不仁，以萬物爲芻狗。聖人不仁，以百姓爲芻狗。是以施不求其報生而不有其功，及至迅雷烈風，威遠而懼邇，萬物蠢然而懷懼。天无威而懼萬物。萬物有懼，而歸威於天。聖人行賞也。无恩於有功，行伐也。無威於有罪。故賞罰自立於上，威恩自行於下也。

良曰：[2]夫機，在於是也。

筌曰：樂則奢餘，靜則貞廉。性餘則神濁，性廉則神清。神者智之泉。神清則智明。智者心之府。智公則心平。人莫鑒於流水，而鑒於澄水。以其清且平，神清意平，乃能形物之情。夫聖人者，不淫於至樂，不安於至靜。能棲神靜樂之間，謂之守中。如此施利不能誘，聲色不能蕩。辯士不能說。智者不能動。勇者不能懼。見禍於重開之外，慮患於杳冥之內。天且不違，而况於兵之詭道者哉。

悟元子曰：天至高而萬物至卑。天與物相遠，似乎無恩於物矣。殊不知無恩之中而實有大恩生焉。天之氣鼓而成雷，噓而成風。迅雷震之而萬物發生。烈風吹之而萬物榮旺。發生榮旺萬物皆蠢然無知。出於自然。此無恩而生大恩，天何心哉。故至樂者，萬物難屈無拘無束，性常有餘。至靜者難物難移無貪無愛，性常廉潔樂者無心，於餘而自餘。靜者無心，於廉而自廉。亦如天之無恩而有大恩，無心之用神矣哉。

天[1]之至私，用之至公。禽[2]之制在炁。

另本「禽」爲「擒」字

果老曰：自[1]然之理，微而不可知，私之至也。自然之功，明而不可違，公之至也聖人體之亦然。荃引孫子云：視卒如愛子，可以之俱死。何也。擒[2]物以氣，制之以機，豈用小大之力乎。又引

太公曰：豈以小大而相制哉。荃不知擒之義，誤以禽獸註解，引云玄龜食蛇，黃

腰咬虎之類，爲足悲哉。

尹曰：治[1]極微。

良曰：其機善，雖不令天下而行之，天下所不能知，天下所不能違。

荃曰：天道曲成萬物，而不遺椿菌鵬鷃。巨細修短，各得其所，至私也。雲行雨施，雷電霜霓，生殺之均，至公也。聖人則天法地，養萬民，察勞苦，至私也。行政令，施法象，至公也。孫武曰：視卒如愛子，可以俱死。視卒如嬰兒，可與之赴深溪。愛而不能令，譬若驕子。是故令之以文，齊之以武。

太公曰：豈[2]以小大而相制哉。

尹曰：炁者，天之機。

荃曰：玄龜食蟒，鸇隼擊鵠。黄腰咬虎，飛鼠斷猿。蛛蛭嚌魚。狼狖嚙鶴。餘甘柔金。河車服之，無窮化玉，雄黄變鐵。有不灰之木，浮水之石。夫禽獸木石得其炁尚能以小制大，况英雄得其炁，而不能淨寰海而御宇宙也。

悟元子曰：天之道行於無象，運於無形，爲物不貳，其至私與然。其四時行而萬物生，其用又至公焉。推其奥妙，其一氣流行，禽制萬物乎。禽者擒也，統攝之謂。制者造作之謂。言統攝萬物、制造萬物者，在乎一氣也。一氣上升，萬物皆隨之生長。一氣下降，萬物皆隨之斂藏。生長斂長，總是一氣。擒制之一，本散而爲萬殊。萬殊歸而爲一，本私而公，公而私，非私非公，卽私卽公，一氣流行循環無端，活活潑潑的也。

生者死之根，死者生之根。恩生於害，害生於恩。

果老曰：生者人之所愛，以其厚於身太過，則道喪而死自來矣。死者人之所惡，以其損於事至明，則道存而生自固矣。福理所及謂之恩。禍亂所及謂之害。損己則爲物之所益，害之生恩也。筌引孫子用兵爲生死。丁公管仲爲恩害。異哉。

太公曰：損己者，物愛之，厚己者，物薄之。

筌曰：謀生者，必先死而後生。習死者，必先生而後死。

鶡冠子曰：不死不生，不斷不成。

孫武曰：投之死地而後生，致之亡地而後存。

吳起曰：兵戰之場，立屍之地，必死則生，幸生則死。恩者害之源，害者恩之源

吳、樹恩於越而害生。周、立害於殷而恩生。死之與生也，恩之與害，相反糺纏

也。

悟元子曰：天道生物，卽是一氣。上下運用一氣，上爲陽，下爲陰。陽者，生也恩也。陰者，死也，害也。然有生，必有死。有死，必有生。是生以死爲根，死以生爲根也。有恩必有害，有害必有恩。是恩在害，生害在恩生也若人。死裏求生，則長生而不死，人能害裏尋恩，則有恩而無害。出此入彼，可不愼乎。

愚[1]人以天地文理聖，我以時物文理哲。人[2]以愚虞聖，我以不愚虞聖。人以期其聖，我以不期其聖。

另本「愚虞」爲「虞愚」少「聖」字。「不愚虞聖」少「愚」字。「期其聖」爲「奇期聖」或「奇其聖」。

果老曰：觀天之運四時，察地之化萬物，無所不知，而蔽之以無知小恩，於人以蒙，自養之謂也。知四時之行，知萬物之生，皆自然也。故聖人於我以中，自居之謂也。故曰：死生在我而已矣。人之死亡，譬如沈水自溺，投火自焚，自取滅亡理國以道，在於損其事而已。理軍以權，在於亡其兵而已。故無死機則不死矣。鬼神其如我何。聖人修身以安其家，理國以平天下，在乎立生機以自去其死性者生之機也。除死機以取其生情者，死之機也。荃不瞭天道，以愚人聖人體道。愚昧之人而驗天道，失之甚也。

太公曰：觀鳥獸之時，察萬物之變。[1]

荃曰：景星見，黃龍下，翔鳳至，醴泉出，嘉穀生，河不滿溢，海不揚波。日月薄蝕，五星失行，四時相錯，晝冥宵觀，山崩川涸，冬雷夏霜。愚人以此天地文理為理亂之機。文思安安，光被四表，克明俊德，以親九族，六府三事，無相奪倫，百穀用成，兆民用康。昏生邪臣，法令不一，重賦苛政，上下相蒙，懿戚貴臣，驕奢淫縱，酣酒嗜音，峻宇雕墻，百姓流亡，思亂怨上。我以此時物文理為理亂之機也。賢[2]哲之心，深妙難測。由巢之跡，人或窺之。至於陰變無方，自機轉而不窮之，智人豈虞之，以跡度心，乃為愚者也。

悟元子曰：愚[1]人不知生死恩害，是天地造化循環之秘密，直以天地文理為聖矣。我則謂天文有象，地理有形，著之於外者，可見可知，未足為天地之聖。若夫，時物之文理，無象無形，乃神運之道，藏之於內者，不可見，不可知，正天地之所以為哲也。蓋物有時而生，有時而死，當生之時時，生之不得不生。當死之時，死之不得不死。生者恩也，死者害也。生而死，死而生，恩而害，害而恩。生死恩害，皆時運之。亦無非天地神道運之。天地神道不可見，因物以見之。觀於物之生死有時，而天地神道之明哲可知矣。性命之道始於有，作人難見及至無爲衆始知。故古來修眞上聖，當有作之時，黜聰毀智、韜明養晦，斡天關、回斗柄。採藥物於恍惚杳冥之鄉，行火候於無識無知之地，委志虛無神明默運，雖天地鬼神不可得而測度。而況於人乎。乃不知其中奧妙，或以愚度聖人，彼豈知良賈深藏若虛，而實有不愚之運用乎。當無爲之時，和光同塵，積功修德，極往知來，一叩百應，神通廣大，智慧無邊。而人或以奇期聖，人彼豈知眞常應物，而實非奇異之行藏也。聖人不愚，亦如時物文理之哲，聖人不奇，亦如天地文理不聖聖人也。所以參天地之化育，而德配天地者也。

沈水入火，自取滅亡。 另本「沈水」之上有「故曰」二字

果老有云：注在上矣。

良曰：理人自死。理軍亡兵，無死則無不死，無生則無不生。故知乎生死，國家安寧。

悟元子曰：人之慳貪恩愛如水淵也。酒色財氣如火坑也。一切常人不窮天地造化之道。不究聖功性命之學，自暴自棄，以假爲眞，以苦爲樂，沈於水淵而不知。

入於火坑而不曉，自取滅亡，將誰咎乎。

自[1]然之道靜，故天地萬物生。天[2]地之道浸，故陰陽勝。陰[3]陽相推，而變化順矣。

果老曰：自[1]然之道，無爲而不爲，動靜皆得其性，靜之至也。靜，故能立天地、生萬物，自然而然也。另本「而變化」少「而」字

伊尹曰：靜之至，不知所以生也。

浸[2]，微也。天地之道，體著而用微。變通莫不歸於正，微之漸也。微漸，故能分陰陽，成四時，至剛至順之謂也。（果）

聖[3]人變化順陰陽之機。天地之位自然，故因自然而冥之，利自然而用之。莫不得自然之道也。（果）

良曰：天[2]地之道，浸微而推勝之。陰陽相推激，至於變化在於目。

悟元子曰：大道無形，生育天地。大道無名，長養萬物。無形無名，自然至靜之道。然靜者動之基。靜極而動，天地萬物，卽於此而生焉。一生天地，而天地卽得自然之道以爲道。故天地之道，浸浸者，浸潤漸入之謂，亦自然之義。惟其浸

潤自然，動不離靜，靜不離動，一動一靜，互爲其根，故陰陽勝，動爲陽，靜爲陰，動極而靜、靜極而動，陰極生陽，陽極生陰。陰陽相推，四時成序。萬物生成，或變、或化，無不順之。造物者，豈有心於其間哉。蓋以自然之道無形，無形而能變化，是以變化無窮矣。

[1]是故聖人知自然之道，不可違，因而制之。[2]至靜之道。律歷所不能契。[3]爰有奇器，是生萬象，八卦甲子，神機鬼藏。[4]陰陽相勝之術，昭昭乎進於象矣。

另本「聖人」之上少「是故」二字「律歷」爲「律曆」。「進於」爲「進乎」。

果老曰：[1]註在上文。[2]道之至靜也。律曆因而制之，不能叶其中，鳥獸之謂也。[3]八卦變異之伎，從是而生，上則萬象，下則萬機。用八卦而體天，用九疇而法地，參之以氣候，貫之以甲子，達之以神機，閉之以詭藏，奇譎之蕩自然也。[4]陰陽相勝之數恒微，而不違乎本。明之信可明，故能通乎精曜象矣。

良曰：[1]大人見之爲自然。英哲見之爲制，愚者見之爲化。

伊尹曰：知自然之道，萬物不能違，故利而行之。

良曰：[2]觀鳥獸之時，察萬物至變，鳥獸之淨，律歷所不能契，從而機之。

良曰：六[3]癸爲天藏，可以伏藏也。

亮曰：奇[4]器者，聖智也。天垂象，聖人則之。推甲字、畫八卦、考蓍龜、稽律歷則鬼神之情，陰陽之理，昭著乎象，無不盡矣。八卦之象，申而用之。六十甲子轉而用之。神出鬼入，萬明一矣。

良曰：萬生萬象者，心也。合藏陰陽之術，日月之數，昭昭乎在人心矣。

廣成子曰：甲子，合陽九之數也。卦象出師衆之法。出師以律、動合鬼神。順天應時，而用鬼神之道也。

悟元子曰：聖人者以天地合其德者也。惟與天地合德，故不違天地把自然之道，因而裁制變通與天地同功用。何則自然之道，非色非空，自無而含至有，至虛而含至實，有無兼該，虛實並應者也。故以言其無則，虛空一氣，無聲無臭，其爲道也至靜。靜至於至，雖律歷之氣數，有所不能契。夫律歷能契有形，不能契無形至靜則無形之矣。律歷焉得而契之。毘陵師所謂有物先天地無名本寂寥者是也。一言其有則造化不測，包羅一切其爲器也。最奇器至於奇是謂神器神也者，妙，萬物而爲言者也。故萬象森羅、八卦相盪、甲子循環，神之伸機，鬼之屈藏，無不盡在包容之中。毘陵師所謂能爲萬象主，不逐四時，凋者是也。靜道者，無名天地之始。神器者，有名萬物之母。老子所謂無欲以觀其妙者，卽現其始也。有欲以觀其竅者，卽現其母也。非有不能成無。非觀竅難以觀妙。觀妙之道萬有皆空，無作無爲、觀竅之道，陰陽變化，有修有證。聖人不違，自然之道，因而制之。觀天道。執天行，從後天中返先天。在殺機中盜生機。顛倒五行，逆機施化以陰養陽，以陽化陰。陽健陰順，陰陽混含。由觀竅而至觀妙。由神器而入至靜由勉強而抵自然。有無一致，功力悉化。陰陽相勝之術，昭昭乎進於色象之外矣要知此術，非尋常之術，乃窃陰陽奪造化之術。乃轉璇璣脫生死之術。昔黃帝修之而乘龍上天。張葛許修之而超凡入聖。以至拔宅者八百，飛昇者三千，無非由此道而成之。吁！陰符經三百餘字，句句甘露，字字珠玉，亦性命不死之方，開萬事修眞（養生超化）之路。天機太露，後世丹經子書，雖譬喻千般，無非中明陰陽相勝之術。有志者，見此經誠心敬閱，求師一訣。倘能直下承當。大悟大徹勤而行之，以應八百之識，有何不可哉。

陰符經之陰者暗也、默也。人莫能見，莫能知而已。獨見獨知之謂。符者契也。兩相而合，彼此如一之謂。經者徑也。道也。常也。常行之道，經久不易之謂。而陰符經之義：卽神明暗運默契造化之道。默契造化，則人與天合，一動一靜，皆是天機。人亦一天矣。全篇無非申明陰符經三字。其能明乎陰符經三字。則全篇梗概，當可推而知也。而經文之玄，解評之妙，非深究機微，悟透眞義者無以明矣。蓋能明之，則養生之奧理卽得之耳。有志於養生延年者，豈可不究焉！

養生玄秘

諸聖先哲論善生；
無不精研益壽經。
陰陽造化多玄理；
性命兩得可長青。

養生玄秘

玄陽子曰：常聞人世間所謂眞富貴與假富貴之別，其理子能道之乎？

素子曰：人者，精氣神凝聚而成之者也。爲人身之三寶，亦謂之三華，人能保而全之，則是天地間之生意歸之於人，身受造化，用之不窮，壽命延長，生死可脫，乃眞富貴也。倘妄貪份外之物，求取一時慾念之滿足，馳志縱行，無所不爲，勾心鬥角，精耗神散，不知養生之道，縱富有萬貫，子孫滿堂，以致百病來襲終不免嗚乎一命，此所謂假富貴也。

玄陽子曰：子之所言精氣神者何也？

素子曰：精者氣也。氣化神也。神者虛也。以精化氣，以氣化神，以神化虛也。三寶聚頂，可以延年長生矣。

玄陽子曰：何以致之也？

素子曰：夫精氣神致之之法，而人自受父母胎氣後，即以長以成而即具有之也。由幼而少，少而壯，壯而老，老而死，似乎天理循環之定律。然人如能善運用精氣神，則可返老還童，雖年屆百歲，而仍能壯健如常，非用後天養生之法不足致之也。

玄陽子曰：養生之法，從何着手子能詳言乎？

素子曰：養生之法，言之則易，行之難乎？未盡然也。先須了解養生法則：

一、剷除一切雜念，以我爲主，與宇宙及社會融合爲一。

二、勿重視肉體之需求，以戕害生機。

三、以恕道寬忍對待他人。

四、體認生命生律，戒盲目衝動，排除紛擾，恪守常規。

五、保持生活新氣象，敬業樂群，達觀奮鬥，銳氣不墮。

六、將生命獻於人群，勿作自我保留。

七、常保心靈純潔，勿使沾汚。

八、全力追求整體之完整，勿作自我表彰。

九、堅持生活向善精神，保持積極精神。

十、勿太重視物質享受，撇除內心之負擔。
十一、生活宜簡單，心靈要單純，精神須統一。
十二、戒行爲輕躁，以冷靜純智領導生活行動。
十三、本愛世助人之心，參與世俗生活，但戒捲入。
十四、不囿於生活習性，隨遇而安。
十五、簡僕安居，心曠神怡。
十六、勿追求感官之享受，求得生活之安適。

明乎以上諸法則，進一步始可言養生之胎息法也。故鬼谷子曰：「審定有無與其虛實，隨其嗜慾，以見其志。而善於養生者，其唯寡欲乎」。又云：「志不養則心氣不固，心氣不固，則思慮不達，則意志不實，意志不實。心則應對不猛，則志失而心氣虛。志失而心氣虛，則喪其神矣！」故云：凡人欲保養生之道，須先建立以志，幷革除一切不良嗜慾，從壯年開始，始可收事半功倍之效。

玄陽子曰：鬼谷子之入門之弟子學藝，必先修鍊出世之學，以爲基礎者何也？子能言之乎？

素子曰：修身養性，服食導引，却病延年，冲舉可俟，如具備了此種修養，才可以入而問世，始能不使身體衰弱，爲敵人爲事功所擊敗，以達建立勳業之鵠的也。

玄陽子曰：黃帝所謂養生之胎息訣，乃正如子之所謂胎息法乎？

素子曰：然也。黃帝有云：凡修道養生者，常引內觀，遣去三尸，出於六情、返內存三，心神守宮，氣閉不散，諸神歡暢、養氣、鍊形、存性，此三法不可棄，是眞一胎息也。玄關大藥也。

玄陽子曰：然也。鬼谷子胎息法何如？

素子曰：鬼谷子云：修道養生之人，返本還純，四合眞氣，故道返則，四象五行，六氣七元，而鍊精氣神，成形成質，則是虛中取實，無中生有，而內秘眞丹也。故鍊心爲神，鍊精爲形，鍊氣爲命，此是陰陽昇降之炁也。炁原者命之根也。故修三法，則大道也。

玄陽子曰：張果老胎息訣何也？

素子曰：果老云：夫胎者受生之宮也，息炁納入元海，在母臍下一寸三分，名曰丹田，受精成形，納天地之炁，一月成珠，二月如露，三月如桃李，此名純和之氣朴也。子在母胎之中，母呼則呼，吸則吸，至於十月，炁足而生，六情轉於外，豈於返視。元初不守內息，故有生死。故聖人云：我不縱三尸六情常息於丹田，守而無退，凡修道之人，先明心靜之門。又云：了心修道則省力而易成不了心而修道，修道者，返費功而無益。先了心源，然後自定自然，龍虎伏觀，功必成矣。夫丹田者，在臍下一寸三分，是元炁之宮位管三百六十座精光神守護後元炁，內有神龜一座，吐納元炁，往來呼吸，一晝一夜一萬三千五百息，皆元炁於口鼻中泄出，故引入邪氣所侵而生疾也。丹田者生炁之源。一名丹田，二名精路，三名炁海，四名守宮，五名大源，六名神室，七名元藏，八名採寶，九名戊己，十名本根，皆是太和元氣居止之處。善存精氣於丹田，則得長生，久視之道。養生之人行住坐臥常納眞息於丹田，則得元炁成實，久鍊而成道矣。斯乃果老之胎息者也。

玄陽子曰：御氣之法，可以永年，子能言之乎？

素子曰：其御氣之法：上至泥丸（頭頂之內部），下至命門（陽關卽精道），二景宰相隨，可救殘老矣。若呼不保神宰，一息不全，吸不得神宰，亦一息不全，若能息息之中，使元氣相合，胎從伏氣中結，氣從有胎中息，胎氣內結，永無死矣。功成之後，男者精聚，女則結嬰，雖動於慾，不能與神爭，是謂眞返精爲神也。日能行之，自得其味，則合養生之神髓也。夫人之所貴者「精」也，故養生者，則日以神爲車，以炁爲馬，終日御之而不知有倦疲也。夫御氣之道多端，執其一終身行之則得養生延年之秘也。

玄陽子曰：有云：委氣於身，可得長壽其法如何？

素子曰：夫委氣者，四體淸和，志無思念，或坐或臥，任氣依門戶調息，凝然委身，如彼委衣帖身然，在床無筋無骨無神無識，縱心縱力，寂沉沉，剔除一切雜念，然後澄神鍊氣，則百節張開，筋脈通暢，津液流注也。乘此便嚥閉氣之者十或廿次，每一咽氣，皆須兀然，使氣不得與意相爭，良久則氣從百孔出，不復更口吐也。其留者十無一二焉。復更調理數至十息、百息，如因有喘息，便徐徐微含咽入，即便調息，稍久則覺四肢皮肉及關節一如沐浴然，無論仰側立臥坐等勢，委身以行之，百日不輟，其功當日進矣。精滿氣全、神安魄定，志閉思遠，居在帷間，以氣養生，則百疾無患矣。惜乎常人不明，氣乃三寶之一也。

玄陽子曰：彭祖養生之法爲何？

素子曰：彭祖攝生養性之法多矣，茲簡陳一二。彭祖有云：神強者長生，氣強者易滅，柔弱畏威神強也。鼓怒騁志氣強也。凡人才所不至而極思之則志傷也。力所不勝而極擧之則形傷也。積憂不已，則魂神傷也。積悲不已，則魄神散也。喜怒過多，神不歸室，憎愛無定，神不守形，汲汲而欲，則神傷也。久言笑則臟腑傷，久坐立則筋骨傷，寢寐失時，則肝傷，動息疲勞則脾傷，挽弓引弩則筋傷，沿高涉下則腎傷，沈醉嘔吐則肺傷，飽食偃臥則氣傷。驟馬步走則胃傷，喧呼詰罵則膽傷，陰陽不交則瘡痱生，房室不節，則勞瘠發，而人生一世不能一日無損傷，如不能及時修補，徒責神之不守，體之不康，豈不難乎？足可悲矣。是以養生之法，不遠唾不驟行。耳不極聽，目不久視，坐不至疲，臥不及極，先寒而後衣，先熱而後解，不欲甚飢，飢則敗氣，食誡過多，勿極渴而飲，飲誡過深。食過則癥塊成疾，飲過則痰癖結。不欲甚勞，不欲甚逸，勿醉中奔馳。勿飽食走馬。勿多語，勿生餐，勿強食肥鮮，勿沐髮後露頭。冬不欲極溫，夏不欲極涼。冬極溫，而春有狂疫。夏極涼，而秋有瘧痢，勿露臥星月之下，勿飢臨屍骸之前。勿睡中搖扇，勿衝熱而飲冷水。勿凌盛寒而逼炎鑪。勿浴後而迎猛風，勿汗出甚而便解衣。勿衝熱而入冷水淋身。勿於星辰之下露體，勿衝霜霧及嵐氣，此皆損傷臟腑，敗其神魂，五味不得偏躭。酸多傷脾，苦多傷肺辛多傷肝，甘多傷腎，鹹多傷心，此并應五行潛禀，四體可理可究矣。志士君子深可愼焉。犯之必不便損，久乃損成衰敗，是故心為五臟之主，氣為百體之使，動用以太和為馬，通宣以玄寂為車，關節煩勞卽偃仰，導引若不營攝養之術，不順和平之道，須臾氣衰於不竟之際，形枯於聲色之前，勞其渺渺之身，惟其戚戚之思，聞斯道養，深可修愼，是以眞人常日淡泊，不視狂蕩，而愚者縱意未至損身，已先敗其神魂，傷其魄矣。悲夫！

玄陽子曰：抱朴子養生論子知之乎？

素子曰：抱朴子有云：一人之身一國之象也。胸腹之設猶宮室也。支體之位，猶郊境也。骨節之分猶百官也。腠理之位，猶四衢也。神猶君也。血猶臣也。炁猶民也。故至人能治其身，亦如明主能治其國，夫愛其民所以安其國，愛其氣，所以全其身。民弊國亡，氣衰身謝。是以施藥於未病之前，不追修於既敗之後，故知生難保，而易散，氣難淸而易濁，若能審機權，可以制嗜慾。保全性命，且夫善養生者，先除六害，然後可延駐於百年，何者是也。一曰薄名利，二曰禁聲色。三曰廉貨財。四曰捐滋味。五曰除佞妄。六曰去沮嫉。六者不除修養之道徒設耳。蓋緣未見其益，雖心希妙道，口念眞經，咀嚼英華，呼吸景象，不能補其短促。誠緣捨其本而忘其末，深可誡哉。所以保和全眞者，乃少思、少念、少笑、少言、少喜、少怒、少樂、少愁、少好、少惡、少事、少機。夫多思則神散。多念則心勞。多笑則臟腑上翻。多言則氣海虛脫。多喜則膀胱納客風。多怒則腠理奔血。多樂則心神邪蕩。多愁則頭鬢憔枯。多好則志氣傾溢。多惡則精爽奔騰。多事則筋脈乾急。多機則智慮沉迷。斯乃伐人之生，甚於斤斧。損人之命，猛於豺狼。無久坐，無久行，無久視，無久聽，不飢勿強食，不渴勿強飲。不飢強食，則脾勞。不渴強飲則胃脹。體欲常勞。食欲常少。勞勿過極。少勿至飢。多朝勿空心。夏夜勿飽食。早起不在鷄鳴前。晚起不在日出後。心內澄則眞神守其位。氣內定則邪物去其身。行欺詐則神悲。行爭競則神沮。輕侮於人，當減筭殺害，於物必傷。年行一善，則魄神樂。搆一惡則魂神歡。魄神樂生 魂神樂死 常以寬泰自居。恬惔自守。則心神安靜。災害不干。生錄必書其名。死籍必削其咎。養生之理，盡於此矣。至於鍊還丹以補腦。化金液以留神。斯乃上眞之妙道。蓋非食穀啗血者，越分而修之也。

玄陽子曰：精氣神爲人之三寶，以精爲首。其蓄精以養生，子能論其損益乎？

素子曰：夫養生以精爲寶，施之則生人，留之則生身。生身則求度在仙位，生人則功遂而身退，功遂而身退，則陷欲以爲劇。何況妄施而廢棄。損不覺多，故疲勞而命墮。天地有陰陽，陰陽人所貴。貴之合於道，但當愼勿費。彭祖曰：上士別牀，中士異被，服藥千裹，不如獨臥。色使目盲，聲使耳聾，味使口爽，苟能節宣，其道適抑，揚其通塞者，可以增壽。一日之忌，暮食無飽，夜飽食損一日之壽也一月之忌，暮飲無醉。夜醉臥損一月之壽也一歲之忌，暮須遠內。一交損一歲之壽也養之不復，終身之忌。暮須護氣。暮臥習閉口，開口失氣則邪從口入也。采女問彭祖曰：人年六十當閉精守一，爲可爾否？彭祖曰：不然，陽不欲無一陰，無陰則意動，意動則神勞，神勞則損壽。若念眞正無一可思而大佳。然而萬無一焉。有強鬱閉之難持，易失使人漏精尿濁，以致鬼交之病。又欲令氣未動，陽道垂弱。欲以御陰者，先搖動之，令其強起，但徐徐接之，令得陰氣。陰氣推之，須臾自強，強而用之，務令遲疏，精動而止。閉精緩息，瞑目偃臥，導引身體，更復可御之者。欲一動則輒易御，易之可長生，若御一者，陰氣既微，爲益亦鮮矣。又陽道法火，陰道法水，水能制火，陰亦消陽，久用不止，陰氣噏陽，陽則轉損，所得不補所失。但能御多而不施者，令人老有美容。若御百而不損者年可長春。凡精少而病，精盡則死。不可不忍，不可不愼。數御而時一施，精氣隨長，不能使人虛損。若數御則施，精不得生則行精盡矣。在家數數御者，動而不施，則贏得精存，其精自然生長，元氣得保矣。彭祖曰：姦淫所以使人不壽者，非是鬼神所爲也。直由用意俗猥精動欲泄，務副彼心，竭力無厭，不以相生，反以相害，或驚狂消渴或癲癡惡瘡，爲失精之故，但施瀉輒導引以補其處不爾血脈髓腦日損風濕犯之則生疾病。由俗人不知補瀉之宜故也。凡陽不可無陰，陰不可無陽，若獨陽而思陰合者，損人壽，生百病，鬼魅因之，共交施瀉，而一當百。若欲求子，令子賢明富貴，取月宿日施瀉大佳也。天老曰：人生俱含五常形法復同，而有尊卑貴賤者，皆由父母合八星陰陽，陰陽不得其時中也。不合宿，或得其時人中上也。不合宿不得其時，則凡夫矣。合宿交會者非生子富貴亦利己身大吉之兆（八星者室參井鬼柳張心斗月宿在此可以合陰陽求子）月二日三五日九日二十日，此是王相生氣，日交會各五倍血氣不傷，令人無病，仍以王相日半夜後，鷄鳴前徐徐弄玉泉，飲玉漿戲之若合用，春甲寅乙卯夏丙午丁未，秋庚申辛酉，冬壬子癸亥與上列月宿日合者，尤益佳。若欲求子待女月信絕後，一日三日五日擇中王相日，以氣生時，夜半之後乃施精有子皆男，必有壽賢明。其王相日謂春甲乙夏丙丁，秋庚辛冬壬癸，凡養生要在於愛精，若能一月再施精一歲二十四氣施精，皆得壽百二十歲，若加藥餌則可長生，所患人年少時不知道，知道亦不能信行。至老乃始知道便已晚矣。病難養也。雖晚而能自保，猶得延年益壽，若少壯而能行道者，仙可冀矣。仙經曰：男女俱仙之道，深內勿動。精思臍中赤色大如鷄子，乃徐徐出入精動便退一夜一夕可數十爲之，令人益壽，男女各息意共存之，唯須猛念道人劉京云：春三日一施，夏及秋一月再施，冬常閉勿施，夫天道多藏其陽，人能法之，故得長生。冬一施當春百。蒯道人言人年六十便當都絕房內，若能接而不施者，可御陰耳。若自度不辦者都遠之爲上，服藥百種不如此事可得久年也。彭祖云：命本者生命之根本，決在此道。雖服大藥及呼導引備修萬道而不知命之根本。根本者如樹木但有繁枝茂葉而無根本，不得久活也。命本者房中之事也。故聖人云：欲得長生，當由所生。房中之事能生人，能煞人，譬如水火知用之者可以養生。不能用之者立可死矣。交接尤禁醉飽大忌，損人百倍。忍小便恚怒，日月晦朔，上下弦望，日月蝕、大風、惡雨、地動、雷電，大寒、大暑、四季節變之日，逆迎五日之中，不行陰陽，本命行年月日忌禁之尤重。新沐頭，新行疲倦，大喜怒皆不可行。彭祖曰：消息之情不可不知也。尤須當避大寒、熱、風、雨、雪、日月蝕、地動、雷震此是天忌也。醉飽喜怒憂愁悲哀恐懼此是人忌也。山川神祇社稷井竈之處，此爲地忌也。既避三忌，又有吉日春甲乙，夏丙丁秋庚辛冬壬癸四季之月戊已皆王相之日也。宜用嘉會令人長生，有子必壽，其犯此忌，既致疾，生子亦凶夭短命。老子曰：還精補腦，可得不老矣。子都經曰：施瀉之法，須當弱入強出。老子曰：弱入強出，知生之術，強入弱出。良命乃卒。此之謂也。夫善養生者，當體此理。精能御之，可享永生也。但設於施時當互取氣以補其損微元陽復之速也。明乎此則知善生之道耳。

玄陽子曰：子知存神鍊氣銘乎？

玄子曰：夫身爲神氣之窟宅，神氣若存，身康力健，神氣若散，身乃死焉。若欲存身，先安神氣，卽氣爲神，母神爲氣，子神氣若俱長生不死。若欲安神鍊元氣，氣在身內，神安氣海，氣海充盈，心安神定。定若不散，身心凝靜，靜至定俱，身存年永。常住道源。自然成功。氣通神境。神通慧命。命住身存。合於眞性。日月齊齡。道成究竟。依銘鍊氣。欲學此術，必須絕粒。安心氣海。存神丹田。攝心靜慮。氣海若具。自然飽矣。專心鍊者。百日小成。三年大成。初入五時。後通七候。神靈變化。出沒自在。峭壁千里。去住無礙。氣若不敬。卽氣海充盈。神靜丹田。身心永固。自然回顏。駐色變體。成仙隱顯。自然通靈百變。名曰度世。號曰眞人。天地齊年。日月同壽。此法不服氣不嚥津不辛苦，要喫但喫。須休卽休。自在自由。無阻無礙。夫養生納氣鍊神者。須通曉五時。七候。入胎定觀之法。斯可與靈接耳。神氣可守也。夫此胎息定觀。是留神駐形之道。術在口訣。不書於文。有德之人始遇此法也。

玄陽子曰：有云：導引按摩，可以致長生，子明之乎？

素子曰：導引經云：清旦未起先啄齒二七，閉目握固，漱滿唾三咽氣尋閉不息自極，極乃徐徐出氣滿三止，便起狼踞鴟顧左右自搖亦不息自極復三，便起下床，握固不息，頓踵三還，上一手下一手亦不息自極三又叉手項上左右自了捩，不息復三，又伸兩足及叉手前却自極復三，皆當朝暮爲之，能數尤善，平旦以兩手掌相摩令熱慰眼三過。次又以指搔目四眥，令人目明，按經文拘魂門制魄戶，名曰握固與魂魄安門戶也。此固精明目留年還白之法。若能終日握之，邪氣百毒不得入。握固法屈大拇指於四小指下把之，積習不止，眼中亦不復開，一說云令人不遭魅。內解經云：一曰精，二曰唾，三曰淚，四曰涕，五曰汗，六曰溺，皆所以損人也。但爲損者輕重耳。人能終日不涕唾隨有漱滿咽之，若恆含棗核咽之，令人愛氣生津液此大要也。謂取津液非咽核也。常每旦啄齒三十六通，能至三百彌佳，令人齒堅不痛。次則以舌攪漱口中津液，滿口咽之三過止。次摩指少陽，令熱以慰目，滿廿七止，令人目明。每旦初起，以兩手叉兩耳，極上下熱接之二七止。令人耳不聾。次又啄齒漱玉泉三咽，縮鼻閉氣，右手從頭上引左耳二七，復以左手從頭上引右耳二七止，令人延年不聾。次又引兩鬢髮舉之一七，則總取髮，兩手向上極勢擡上一七，令人血氣通，頭不白。又法摩手令熱，以摩面，從上至下去邪氣，令人面上有光彩。又法摩手令熱，雷摩身體，從上至下，名曰乾浴，令人勝風，寒時氣熱，頭痛百病皆除。夜欲臥時常以兩手揩摩身體，名曰乾浴，辟風邪。峻坐以左手托頭仰右手向頭上盡勢托以身，并手振動三，右手托動亦三，除人睡悶。平旦日未出前，面向南峻坐，兩手托䏶，盡勢振動三，令人面有光澤，平旦起來梳洗前峻坐，以左手握右手於左䏶上前，盡勢接左䏶三，又以右手握左手，握左手於右䏶上前，却接右䏶亦三。次叉兩手向前盡勢推三，次叉兩手向胸前以兩肘向前盡勢三。次直引左臂拳曲。又臂如托一斛五斗弓勢，盡力爲之，右手挽弓勢亦然。次以右手托地，左手仰托天盡勢，右亦如然。次拳兩手，向前築各三七。次拳左手盡勢，向背上握指三，右手亦如之。療背膊臂肘勞氣，數爲之彌佳。平旦便轉訖以一長柱杖策腋垂左脚於牀前，徐峻盡勢，掣左脚五七，右亦如之。療脚氣疼腰腎間冷氣冷痺及膝冷脚冷，并主之日夕三掣彌佳。勿大飽及忍小便，掣如無杖，但遣所掣脚不着地，手扶一物亦得。晨夕以梳，梳頭滿一千梳，大去頭風，令人髮不白，梳訖，以鹽花及生麻油搓頭頂上彌佳。如有神明膏搓之甚佳。旦欲梳洗時，叩齒一百六十，隨有津液便咽之訖。以水漱口，又更以鹽末揩齒。即含取微酢清漿半小合許熟，漱取鹽湯吐洗兩目訖，閉目以冷水洗面，必不得遣冷水入眼中，此法齒得堅淨，目明無淚，永無蟲齒。平旦洗面時漱口訖，咽一兩咽冷水，令人心明，淨去胸臆中熱。譙國華陀善養生，弟子廣陵吳普，彭城樊阿，受術於陀，陀語普曰：人體欲得勞動，但不當使極耳。人身常搖動，則穀氣消，血脈流通，病不生，譬猶戶樞不朽是也。古之仙者及漢時有道士君倩為導引之術，作熊經鴟顧引挽腰體動諸關節，以求難老也。吾有一術，名曰五禽戲，一曰虎，二曰鹿，三曰熊，四曰猿，五曰鳥，亦以除疾兼利手足，以常導引，體中不快，因起作一禽之戲，遣微汗出即止。以紛塗身，即身體輕便，腹中思食，吳普行之，年九十餘歲耳。目聰明，牙齒堅完，吃食如少壯也。虎戲者，四肢距地前三躑卻二躑長引腰側，腳仰天即返，距行前卻各七過也。鹿戲者，四肢距地引項反顧左三右二，伸左右腳伸縮亦三亦二也。熊戲者，正仰以兩手抱膝下，舉頭左擗地七右亦七，蹲地以手左右托地。猿戲者，攀物自懸伸縮身體上下一七，以腳拘物自懸左右七，手鉤卻立按頭各七。鳥戲者，雙立手翹一足伸兩臂揚眉用力各二七，坐伸腳，手挽足趾各七，縮伸二臂各七也。夫五禽戲法，任力為之，以汗出為度，有汗以粉塗身，消穀氣，益氣力，除百病，能存行之者，必得延年。又有坐法，安坐未食前，自按摩以兩手相叉伸臂股導引諸脉，勝如湯藥。正坐、仰天呼出、飲食醉飽之氣立銷。夏天爲之，令人涼不熱也。又曰：人能恆行其一，亦得延年矣。

玄陽子曰：常云：服氣可以療疾，其法當何？

素子曰：元陽經內云：以鼻納氣，而漱滿舌料脣齒咽之，一日一夜，得千咽甚佳。當少飲食，飲食多，則氣逆。百脉閉。百脉閉，則氣不行。氣不行，則生病。玄子曰：志者氣之帥也。氣者體之充也。善者逐其生，惡者喪其形。故行氣之法，少食、自節。動其形，和其氣血，因輕而止之，勿過失突復而還之，其狀若咽，正體端形，心意專一，固守中外，上下俱閉，神周形骸，調鴨四溢，修守關元滿而足食，因之衆邪自出。彭祖曰：常閉氣納息從平旦至日中，乃跪坐拭目，摩搦身體，舐脣咽唾，服氣數十，乃起行言笑，其偶有疲倦不安，便導引閉氣，以攻所患，必存其身，頭面九竅，五臟四肢，至於髮端，皆令所在覺明。華蓋者眉也。耳目聰明，舉身無病，百邪不干人也。凡行氣，以鼻納氣，以口吐氣，微而引之，名曰：長思。納氣有一吐氣，有六納氣。一者謂「吸」也。吐氣有六者，謂「吹、呼、唏、呵、噓、呬」皆出氣也。凡人之息，一呼一吸：元有此數。欲爲長息吐氣之法：時寒可吹。時溫可呼。委曲治病。吹以去風。呼以去熱。唏以去煩。呵以下氣。噓以散滯。呬以解極，凡人極者，則多噓呬。行氣者宜先除鼻中毛，（少者勿除），所謂通神之路，若天露惡風，猛寒，大熱時勿取氣。華陀曰：疾之所起，自生五勞，五勞者：一曰：志勞。二曰：思勞。三曰：心勞。四曰：憂勞。五曰：疲勞。五勞則生六極：一曰：氣極。二曰：血極。三曰：筋極。四曰：骨極。五曰：精極。六曰：髓極。六極卽爲七傷。七傷故變爲七痛。七痛爲病。令人邪氣多。正氣少。忽忽喜忘。悲傷不樂。飲食不生。肌肉顏色無澤。髮白枯槁。甚者令人得大風偏枯筋縮，四肢拘急攣縮。百關隔塞。羸瘦短氣，腰脚疼痛，此由早娶，用精過度，血氣不足，極勞之所致也。凡病之來，不離於五臟，事須覩根，不識者勿爲之耳。心藏病者，體有冷熱呼吹二氣出之。肺藏病者，其氣，雲行體中，起於鼻口，下達十指末，則澄和眞神，不須針藥灸刺，凡行氣欲除百病，隨所在作念之。頭痛念頭，足痛念足，和氣往攻之。從時至時，便自消矣。時氣中冷可閉氣以取汗。汗出輙周身則解矣。行氣閉氣，雖是治身之要，然當先達解其理。又宜空虛，不可飽滿，若氣有結滯不得空流，或致發瘡，譬如泉源不可壅過，若食生魚生菜肥肉及喜怒憂恚不除，而以行氣令人發上氣。凡欲學行氣，皆當以漸。玄眞子曰：食生吐死，可以長存。謂鼻納氣爲生，口吐氣爲死也。凡人服氣，從朝至暮，常習不息，徐而舒之，常令鼻納口吐，所謂吐故納新也。服氣經曰：道者，氣也。保氣則得道。得道則長存。神者，精也。保精則神明。神明則長生。精者，血脈之川流守骨之靈神也。精去則骨枯，骨枯則死矣。是以爲養生務實其精，從夜半至日中爲生氣。從日中後至夜半爲死氣。（即前十二時爲生氣，後十二時爲死氣是也）常以生氣時正偃臥，瞑目，握固。握固者如嬰兒之拳手以四指押拇指也。閉氣不息於心中數至二百，乃口吐氣出之，日增息，如此身神具，五臟安，能閉氣至二百五十華蓋胸背脹滿噓氣出之。脾藏病者，體上遊風習習身癢，疼悶唏氣出之。肝藏病者，眼疼，愁憂不樂，呵氣出之。以上十二種調氣法，依常以鼻引氣。口中吐氣，當令風聲逐字吹，呼、噓、呵、唏、呬吐之。若患者依此法，皆須敬心用意爲之。無不有差。乃癒病養生益壽延年之要術也。

玄陽子曰：有云：食物可以養生，有其誠乎？

素子曰：雖常服藥物，而不知養生之術，亦難以長生矣。夫養生之道，不欲飽食便臥，及終日久坐皆損壽也。人欲小勞，但莫至疲及強所不能堪勝耳。人食畢，當行步，躊躇有所修爲，爲快也。故流水不腐，戶樞不朽，蠹以其勞動數故也。故人不要夜食，食畢當行中庭，如數里可佳。飽食卽臥，生百病，不消成積聚也。食欲少，而數不欲頓多難銷。常如飽中飢，飢中飽。故養生者先飢乃食。先渴而飲。恐覺飢乃食，食必多盛。渴乃飲，飲必過，食畢當行，行畢使人以粉摩腹數百過大益也。玄子曰：食不欲過飽，故玄子先飢而食也。飲不欲過多。故玄子先渴而飲也。食畢行數百步中益也。暮食畢行五里許，乃臥，令人除病，凡食先欲得食熱食。次食溫暖食，次冷食。食熱暖食訖，如無冷食者，卽吃冷水一兩嚥甚妙。若能恆記，卽是養生之要法也。凡食欲得先微吸取氣嚥一兩嚥，乃食主無病玄子言：熱食傷骨，冷食傷臟，熱勿灼脣，冷勿痛齒，食訖蜘蝈長生。飽食勿大語。大飲則血脉閉。大醉則神散。春宜食辛。夏宜食酸。秋宜食苦。冬宜食鹹。此皆五臟益血氣。辟諸病。食酸鹹甜苦，卽不得過分食。春不食肝，夏不食心，秋不食肺，冬不食腎，四季不食脾，如能不食此五臟，乃順天理矣。燕不可食，入水爲蛟蛇所吞飽食訖卽臥成病，飲酒不欲多，多卽吐。醉臥不可當風，亦不可用扇，此皆損人也。白蜜勿合李子同食，傷五內。醉不可強食，令人發癰疽生瘡。醉飽交接，小者令人面皯，咳嗽，不幸傷絕藏脉損命。凡食欲得恆溫暖，宜入易消，勝於習冷，凡食皆熟勝於生，少勝於多。飽食走馬成心癡。飲水勿忽咽之成氣及水癖。人食酪，勿食酢變爲血痰及尿血。鷄兔犬肉不可合食。飢不得飽食。飽食成癖病。飽食夜臥多積食脹滿。飽食勿沐髮令人作頭風。蕎麥和烤肉食不過三頓成熱風。羊胛中有肉如珠子者名羊懸筋食之患癲癇。凡食熱脂餅物不用飲醋漿水善失聲。若咽生蔥白合蜜食有害於人，切忌。羊肝勿合椒食傷人心。胡荽合羊肉食之發熱。多酒食肉名癡脂。憂狂無恆，食良藥五穀充悅者，名曰中士，猶慮疾苦。食氣，保精存神名曰上士，與天同年。

玄陽子曰：養生可以延命，所貴者何？

素子曰：夫稟氣含靈，唯人爲貴，人所貴者，蓋貴爲生，生者形之本。形者神之具。神大用則竭。形大勞則斃。若能游心虛靜，息慮無爲服元氣於子後。時導引於閑室。攝養無虧，兼餌良藥。則百年耆壽。是常分也。如恣意以耽聲色，役智而圖富貴，得喪恆切於懷，躁撓未能自遣，不拘禮度，飲食無節，如斯之流，寧尤夭傷之患者不可得也。
玄陽子曰：諸聖先哲養生之道，子能詳爲之言乎？
素子曰：神農經曰：食穀者智慧聰明，食石者肥澤不老，食芝者延年不死。食元氣者地不能埋，天不能殺，是故食藥者與天相異。日月并列。蓋聞善攝生者，陸行不遇兕虎，入軍不被甲兵，兕無所投，其角虎無所措，其爪兵無所究，其刄夫何故以其無死地。莊子養生篇曰：吾生也有涯，而智也無涯。以有涯隨無涯殆已。而爲智者而已矣。又曰：達生之情者，不務生之所無以爲。達命之情者，不務智之所無奈何。列子曰：少不勤行，壯不競時，長而安貧，老而寡欲，閑而勞形，養生之方也。又云：一體之盈虛，消息皆通於天地，應於萬類。氣和之於始，和之於終，靜神滅想，生之道也。混元子曰：人常失道，非道失人，人常失生，非生去人。故善養生者，愼勿失道，爲道者愼之。失生使道與生相守，生與道相保。黃老經曰：天道施化與萬物無窮。人道失化，形神消亡，轉神失精，精竭故衰。形本生精，精生於神，不以生施。故能與天合德，不與神化。故能與道同式。
玄子曰：以形化者尸解之類，形與神離，二者不俱，遂象飛鳥，入海爲蛤，而隨季秋。陰陽之氣，以氣化者，生可冀也。以形化者，甚可畏也。嚴君平老子指歸曰：遊心於虛靜，結志於微妙，委慮於無欲，歸計於無為，故能達生延命與道為久。大有經曰：或疑者云：始同起於無外，終受氣於陰陽，載形魄於天地，資生長於食息，而有愚有智，有強，有弱，有壽，有夭。夭也人耶。解者曰：夫形生愚智天也。強弱壽夭人也。天道自然，人道自己。始而胎氣充實，生而乳食有餘，長而滋味不足。壯而聲色有節者強而壽。始而胎氣虛耗，生而乳食不足，長而滋味有餘，壯而聲色自放者弱而夭。生長全足，加之導養，年未可量也。道機曰：人生而命有長短者，非自然也。皆由將身不謹，飲食過差，淫泆過度，忤逆陰陽，魂神不守，精竭命衰，百病萌生，故不終其壽。黃帝曰：侮天時者凶，順天時者吉。春夏樂山高處，秋冬居卑深藏，吉利多福，壽考無窮。華陀曰：古人治病之方，和以醴泉，潤以元氣，不辛，不苦，甘甜多味，常能明之，津流五臟，繫在心肺，終身無患。孔子家語曰：食肉者勇敢而悍。食氣者神明而壽。（仙也）食穀者智慧而夭（人也）。不食者不死而神（直認喘息而無思慮）。傳曰：雜食者百病。妖邪所鍾，所食愈少心愈開。年愈益。所食愈多，心愈塞，年愈損焉。

太史公曰：夫神者，生之本。形者，生之具也。神，大用則竭。形大勞則斃。神形早衰，欲與天地長久，非所聞也。故人所以生者，神也。神之所托者，形也。神形離別，則死。死者，不可復生。離者，不可復還。故乃聖人重之。夫養生之道，有都領大歸未能具其會者。但思每與俗反則闇，踐勝輙獲過半之功矣。有心之徒，可不察歟。大有經曰：少思、少念、少欲、少事、少語、少笑、少愁、少樂、少喜、少怒、少好、少惡，行此十二少，爲養生之都契也。多思則神殆。多念則志散。多欲則損志。多事則形疲。多語則氣爭。多笑則傷臟。多愁則心懾。多樂則意溢。多喜則忘錯惛亂。多怒則百脈不定。多好則專迷不治。多惡則憔煎無懽。此十二多不除，喪生之本也。無多者幾乎眞人。大計奢懶者壽。慳勤者夭。放敏恡之異也。田夫壽，膏粱夭。嗜欲少多之馳也。處士少疾。遊子多患。事務繫簡之殊也。故俗人競利，道士罕營。玄子曰：目不欲視之色，耳不欲聽醜穢之言，鼻不欲向羶腥之氣，口不欲嘗毒刺之味，心不欲謀欺詐之事，此辱神損壽。又居常而嘆息，晨夜而吟嘯，干正來邪也。夫常不得無欲，又復不得無事，但當和心少念，靜身捐慮，先去亂神、犯性、此則嗇神之一術也。黃庭經曰：玉池清水灌靈根，審能修之可長存。名曰：飲食自然，自然者，則是華池。華池者口中吐也。呼吸如法，咽之則不飢也。老君曰：唾者湊爲醴泉，聚爲玉漿，流爲藥池，散爲精浮，降爲甘靈，故口爲藥池。中有醴泉，漱而咽之，溉臟潤身，流利百脈，化養萬神，支節毛髮宗之而生也。玄經曰：靜者壽。躁者夭。靜而不能養減壽。躁而能養延年。然靜易御，躁難將盡，順養之宜者。則靜亦可養。躁亦可養。韓融曰：酒者五穀之華，味之至也。益亦能損人。然美物難將而勿過，養生所宜慎之。邵仲湛曰：五穀充飢體而不能益壽，百藥療疾延年而不甘口，甘口充飢者俗人所彌。苦口延年者道士之所寶。素問曰：黃帝問歧伯曰：余聞上古之人春秋皆百歲，而動作不衰。今時之人，年始半百，動作皆衰者，時世異耶。將人之失耶。歧伯曰：上古之人，其知道者法，則陰陽和於術數（即明於房中交接之法也）。飲食有節，起居有度，不妄動作，故能與神俱盡終其天命。壽過百歲。今時之人，則不然。以酒爲漿，以妄爲常，醉以入房，以慾竭其精。以好散其眞。不知持滿，不時御神。務快其心。遊於陰陽，生活起居無節無度。故半百而衰也。老君曰：人生大期百年爲限。節護之者，可至千歲。如膏之用小炷與大耳。衆人大言，而我小語。衆人多煩，而我小記，衆人悖暴，而我不怒。不以人事累意不修仕祿之業。淡然無爲，神氣自滿。以爲不死之藥。天下莫我知也。無謂幽冥，天知人情。無謂闇昧，神見人形。心言小語，鬼聞人聲。犯禁滿千，地收人形。人爲陽善，吉人報之。人爲陰善，鬼神報之。人爲陽惡，賊人治之。人爲陰惡，鬼神治之。故天不欺人依以影。地不欺人依以響。老君曰：人修善積德，而遇其兇禍者，受先人之餘殃也。犯禁爲惡，而遇其福者，蒙先人之餘蔭也。華陀曰：世人不終耆壽，咸多夭歿者，皆由不自愛惜忿爭，盡意邀名，射利，聚毒攻神，內傷骨髓，外貶筋肉血氣，將無經脈，便擁肉理空疎，唯遭蠱疾，正氣日衰，邪氣日盛矣。不異擧滄波以注爝火頹華嶺而斷涓流，語其易也。甚於茲矣。彭祖曰：道不在煩，但能不思衣、不思食、不思聲、不思色、不思勝、不思負、不思失、不思得、不思勞、不思辱，心不勞，形不極，常導引，納氣，胎息，亦可得千歲。欲長生無限者，當服上藥。玄子曰：蕩六情五性，有心而不以之思。有口而不以之言。有體而不以之安。安之而能遷。樂之而不愛。以之圖之不知日之益也。不知物之易也。其彭祖老聃庶幾不然。彼可爲與人者。同類而與人者異壽。鬼谷子曰：百病橫夭，多由飲食，飲食之患，過於聲色。聲色可絕之踰年，飲食不可廢之一日，爲益亦多，爲患亦切，多則切傷，少則增益。玄子曰：凡脫貴勢者，雖不中邪精神內傷，身必死亡。始富後貧，雖不中邪，皮焦筋出，委辟爲攣。貧富之於人，利害猶於權勢，故痾瘳損於形骸而已動勝寒，靜勝熱。能動能靜，所以長生。精氣清靜，乃與道合。莊子曰：知養生之道者，其寢不夢。玄子曰：晝無事者，夜不夢。張三丰年百數十甚翹壯也。其云：養生之道，莫久行、久坐、久臥、久視、久聽，莫強食，莫大沈醉、莫大愁憂、莫大哀思、此所謂強中和。能中和者，必久壽也。玄子曰：我命在我，不在天。但愚人不能知此道。爲生命之要，所以致百病。風邪者，皆由恣意，極情，不知自惜，故虛損生也。譬如枯朽之木，遇風卽折，將崩之岸，值水先頹。今若不能服藥，但知愛精、節情、亦得一二百年壽也。張湛集敍曰：養生大要：一曰嗇神。二曰：愛氣。三曰：養形。四曰：導引。五曰：言語。六曰：飲食。七曰：房室。八曰：反俗。九曰：醫藥。十曰：禁忌。過此已往。義可略焉。玄子曰：人不欲使樂，樂人不壽。但當莫強健，爲力所不任。舉重引強，掘地苦作，倦而不息，以致筋骨疲竭耳。然於勞苦，勝於逸樂也。能經朝至暮，常有所爲，使之不息乃快。但覺極當息。息復爲之，此與導引無異也。夫流水不腐。戶樞不朽者，以其勞動數故也。飽食不用坐與臥，欲得行步，務作以散之，不然使人得積聚不消之疾及乎足痺瘑，面目黧皯，必損年壽也。君達曰：其養生法則：體欲常勞，食欲常少，勞無過極，少無過虛，去肥濃，節鹹酸，減思慮，捐喜怒，除馳逐，愼房室，武帝行之有效也。彭祖曰：人之受氣，雖不知方術，但養之得理，常可得壽一百廿歲。不得此者，皆傷之也。小復曉道，可得二百四十歲。復微加藥可得四百八十歲。嵇康云：導養得理上可壽千歲，不可壽百年也。彭祖曰：養壽之法，但莫傷之而已。夫冬溫夏涼，不失四時之和，所以適身也。又曰：重衣厚褥，體不勞苦，以致風寒之疾。厚味脯臘，醉飽厭飫，以致聚結之病。美色妖孋，嬪妾盈房，以致虛損之禍，淫聲哀音怡心悅耳，以致荒耽之惑，馳騁遊觀弋獵原野，以致發狂之失，謀得戰勝，兼弱取亂，以致驕逸之敗。蓋聖賢或失其理也。然養生之具，譬猶水火不可失，適反爲害耳。彭祖曰：人不知道徑、服藥損傷，血氣不足。肉理空疎，髓腦不實，內已先病，故爲外無所患，風寒酒色以發之耳。若本充實，豈有病乎。玄子曰：罪莫大於淫，禍莫大於貪，咎莫大於讒，此三者禍之車小則危身，大則危國。若欲延年少病者，誡勿施精，命夭殘。勿大溫，消骨髓。勿大寒，傷肌肉。勿咳唾，失肥液。勿卒呼，驚魂魄。勿久泣，神悲戚。勿恚怒，神不樂。勿念內，志恍惚。能行此道者。可以知養生之秘要矣。

玄陽子曰：養生最高境界所謂性命雙修？子能道其詳乎？

素子曰：性命雙修爲道家修煉內丹，卽所謂出世工夫也。性者，乃所生自然之資質也。蓋物各有性，性各不同，有生者隨其生，而各具氣質，謂之曰性。命者天所賦於人，非人力所能爲者曰命也。易旡妄有云：大享子以正，天之命也。性命者，人之生命也。易乾云：「乾道變化，各正性命」。孔疏云：性者天生之質，若剛柔遲速之別，命者，人所稟命，若貴賤壽夭之屬。道家則以內功養性，外功養形，性功煉神，命功煉形。性命雙修之術者，以性卽神，命卽形，性卽眞我，命卽身形，修性而兼修命者是謂之也。性命圭旨云：何謂之性？充始眞如，一靈烱烱是也。何謂之命？先天至精，一炁絪縕是也。其大要以：性者神之始，神本於性，命者氣之始，氣本於命。性之造化係於心，命之造化係於身，故心身精神之舍也，而精神性命之根也。所以神不離氣，氣不離神，亦卽性不離命，命不離性，是故調煉精氣神三寶，而爲性命雙修，達於形神俱妙之境，爲最上乘法也。至性命雙修之法，係自築基煉己，而至盡性了命之旨。其修養口訣云：涵養本源，救護命寶。。二、安神祖竅，翕聚先天。三、蟄藏氣穴，衆妙歸根。四、天人合法，採藥歸壺。五、乾坤交媾。去鑛留金。六、靈丹入鼎，長養聖胎。嬰兒現形，出離苦海。七、移神內院，端拱冥心。八、本體虛空，超出三界。以上所陳者，乃所謂談修身養生者已達陽神出現之境，則可逍遙帝鄉矣。然世之俗人，如明其理，而解其義進而求其實，可以知養生之道也。雖不千年，亦可百歲。

玄陽子曰：世之所謂陰陽雙修以及栽接之法？子能陳述乎？

素子曰：所謂陰陽雙修者，乃道家出世工夫之術也。周易云：一陰一陽之爲道。天地絪縕，萬物化醇，男女交媾，萬物化生之理。老子曰：道生一，一生二，二生三，三生萬物是也。參同契云：物無陰陽，違天背元，牝鴨自卵，其雛不全。蓋以孤陰不生，獨陽不長，爲天下萬物之正理。故作陰陽交烝，雙修雙成，名爲陰陽雙修也。然此陰陽雙修之術，乃屬借助彼家之法，并非左右旁門之術也。其法用鼎而不採戰，用劍而不入爐，隔體妙在神交，開關純用聚氣，是爲修養之要旨俗有：南北兩派者，北派先修性後修命，重於性命雙修。南派先修命後修性，主於陰陽雙修。其栽接之法：亦爲道家借助修煉之術也。法與前略同。蓋以中年以上之人，精氣神俱已虧損，主取同類雙修，互爲採補，以爲修煉之功。參同契云：同類易施功，非種難爲巧是也。無根樹詞云：無根樹，花正危，樹老將枯接嫩枝。梅寄柳，桑接梨，人老原來有藥醫。自古神仙栽接法，傳與修眞做樣兒，拜名師，問方兒，下手速修就未遲。其以虧損之身，不易返童，故虛當補之使實，弱當補之使強，損當益之使盈，走當追之使還。乃用同類相補，陰陽栽接，雙修雙成也。而栽接貴在追攝，採補貴不傷彼，以隔體神交，築基煉己，採鉛結丹，人己兩利也。至其氣化妙用之功，與借炁假命之術，爲道家東派修養獨到之處，實屬上乘之法，絕不涉及旁門術也。

玄陽子曰：修身養生之道，常採用守一存眞，其法如何？習之難乎？

素子曰：守一存眞者，謂想象其物，精思而固守，以得其眞一也。洞玄子曰：丹書萬卷：不如守一。老子曰：天得一以清，地得一以寧，谷得一以盈，萬物得一以生。抱朴子云：守一存眞，乃得通神，知一不難，難在於修。守之不失，可以無窮。陸避惡獸，水却蛟龍，不畏魍魎，挾毒之蟲，鬼不敢近，刄不敢中。仙經：守一存眞之法有二：守眞一與守元一是也。守之則一切不畏，而使役鬼神矣。是爲守一存眞法也。習之何其難，蓋非達陰陽性命雙修之境，豈足以爲之，但亦非易耳。而守一存眞之道，在乎爲與不爲耳。有爲者何只養身。亦可達乎清靜無爲之自然大道也。

玄陽子曰：夫淫爲百害之首，諸疾叢生之源，昔黃帝臨御而不施，終能神旺氣足，英武奮發，住世長年，子能爲言其理乎？

素子曰：陰陽交會，益生之道也。乃千古不傳之秘，黃帝得之，御而不施，終能奪陰造陽化之機。彭祖云：「愛精養神，還精補腦，兼服衆藥，可得長生。」一昧於交接，雖服藥終無益耳。夫男女相成，猶天地相生，明乎陰陽之術，則不死之方也。一井九淺，九還之數，日接之二，年僅瀉四，則面潤朱顏，壽可逾百。其所謂房中術者，在乎「導引」以還精補臍。御多莫施者，輕身除疾也。人欲長生在「積精化於炁」，不悉攝養之竅，豈能壽乎。假以服炁法，吸入外元炁，「蓄炁體內，調暢四溢，修守關元，轉變內元炁之精，恆得之長壽無疑，古之素女之經、洞玄子書載萬般，盡在此也。

玄陽子曰：前已言之養生益壽之法多端，有云：斷食可以療疾并可延年，子聞之乎其法當何？

素子曰：夫斷食療疾，并可延年，此法相傳已久矣。晚近之世，極爲盛行。古之羅馬及猶太敎徒間已行之。所謂斷食云者，乃於某時之內，絕不攝取飲食，其與飢餓有別，雖彼此在空腹狀態，而前者則以意志力以抑制之，僅屬於一時之強忍爲耳。世人每因過時而致病，如以行短時之斷食法，可使腸胃暫時休養，其病極易痊癒。至斷食時間之長短，視行者而定，由少而多，而至及於數日爲佳也。常用此法，可得延壽。實爲養生之玄要也。其患消渴症者（卽糖尿病）率都食物過盛，接納不了，而致成疾，何不行之以延年乎？聖哲云：百穀之實，五味之美，但邪魔腥臭，以亂神明耳。若覺腹空，卽須噏氣無間早晚，何論限約，久而行之，腸胃清也。何用藥物，大抵服藥之人，多不能服氣，往往終日，但以藥物爲務，豈不悲哉。如能行御氣療疾之法，法以何處有疾，以運氣攻之所患處，則以之養生爲上乘之人矣。

玄功訣法

爲欲長壽應行功；
扭轉生機在乎功。
功法雖簡要恆爲；
究而不行枉論功。

玄功訣法

玄陽子曰：有云「養生功法」多端，子可列舉否？

玄子曰：夫以功養生其法多矣，行之者可益壽，延年可期，蓋功者，成仙成道者之基也。而幾人能成之哉寥矣。但行之以養生者多也。端賴人行與不行耳。苟能遵行不輟，習之以恆，則延年長壽，何足奇哉，茲就所問，舉其要者陳之可也。

一靜坐法：又名打坐法，如配以練胎息之法可致長生也。亦即明心見性之功，從靜中以求自然之機也。其法有雙盤膝與單盤膝二種。習時有七要：㈠為存想即存欲靜坐之念而冥心摒息也。㈡為盤足，即坐法。盤足趺坐也。㈢為交手交置，護於丹田也。㈣為搭橋，即以舌舐顎，使之生津也。㈤為垂簾，即下覆睫稍留縫隙也。㈥為守丹田，即意存於丹田而不即不離也。㈦為調習，使之綿綿不絕也。知此七要，則靜坐之法盡矣。無論運用何法，但均以納氣於丹田，緩徐運行周身，以精化氣，以氣化神，則延年無疑也。

二心功法：行功時，必須冥心息思寡慮，絕情慾，以保守元神。坐臥皆可，導氣於腹。

三身功法：㈠盤膝坐時，宜以一足跟抵腎囊根下，使精氣無洩。㈡垂足平坐，膝不可低，腎子不可着所坐處。㈢行功畢，起身宜緩緩舒放手足。㈣坐宜牽直，其身豎起，脊梁不可東倚西靠。持之以常，百病不生。

四首功法：㈠兩手掩兩耳，卽以第二指疊中指彈耳根骨作響，可治風邪氣。兩手扭頸左右顧，肩膊隨轉。㈡兩手相叉扭頸，後面仰視使手與頸爭力，可去骨痛目昏。

五面功法：用兩手掌摩擦極熱，然後摩撫面部，皆要週到，再以涎沫入掌心向面上擦摩之，可容顏丰潤。

六耳功法：㈠宜按仰左右耳多次，復以兩手按兩耳輪一上一下摩擦之。㈡平空伸一足屈一足橫伸兩手直豎，兩手向前作推門狀，扭頭左右各顧七次，常行之可保耳聰。

七目功法：㈠每睡醒且不張目，用兩大指背相摩揩目十四次，目仍緊閉，左右轉眼珠各七次，緊閉片時，忽然睜大。㈡用大指背曲骨，重按兩眉旁小穴二十七遍，又以手摩兩目顴上及旋轉直耳三十遍，又以手逆乘額從兩眉中間，始以入腦後髮際二十七遍，仍須咽津無數。㈢用手按目之近鼻兩顴，閉氣按之氣通卽上。㈣跪坐以兩手按地，回頭後顧五次。可明目寬視。

八口功法：㈠凡行口功，宜緊閉其口。㈡口中焦乾，口苦舌澀，咽下無津或吞唾喉痛，不能進食，此固熱之表示也。宜張其口，呵氣十數次，鳴大鼓九次，以舌攪口內咽津，復呵復咽，口中清水生，卽熱退涼生，可除痛疾。

九舌功法：以舌抵上額，則津液自生，漱而咽之，或輔以雙手壓著耳朵以下的耳下腺，顎下腺，舌下腺等，受壓刺激後，津液便多。再以液咽下，使液行復周身，恆而行之，可致不老。其法簡單，收效亦宏。

一〇齒功法：早晚叩齒三十六次，可集元神，小便時宜緊閉齒，可除齒患。

一一鼻功法：兩手掌肉擦熱，摩鼻兩側各三十六次，常以行之，可除鼻疾。

一二頭功法：以雙手指在頭之周圍前後揉擦到處敲打，使頭之血液通暢運行，促進毛根發育，可防止禿頭落髮。如從少壯行之，白髮不生，永保黑髮。

玄陽子曰：有云「弄丸功」，其法爲何？

素子曰：人生而靜，天之性也。感於物而動性之欲也。是以人生之性，靜而不失其動，動而未嘗非靜。故靜而養其氣，動而得其天，斯爲合節養生矣。故陶侃朝夕運甓以求攝生之法。而以丸弄於手掌之上，恆以習之，經脈通達，則百病去之遠矣。蓋物之圓轉者曰丸，古有丸經但未述其制，誠可惜也。其製弄之法，宜用堅細木質，直經以五寸爲度如地球然自在轉於掌中，弄時兩掌互換，使丸不離掌，掌不離丸，上下四旁，無不周偏，前後左右，千變萬化，朝夕行之，熟能生巧，巧而能神，運氣於內，則筋骨百脉，無不舒暢也。習時以汗出爲度。

玄陽子曰：夫氣功之法多矣，子可以簡便而對人有助於養生，可行者舉之可乎？

素子曰：氣功種類繁多，方法不一，玆就所問可行者陳之：

一仰臥功法：仰臥功之練習，乃臥於榻上行功者，練習時，兩足幷攏，足尖向內曲，全力挺直，兩掌初按丹田，復由丹田徐徐摸回至乳部，當兩手摸上之時，氣亦隨之，旣摸至乳部，少停片刻，又復徐徐摸回丹田，氣亦隨之。練習此仰功之時，全身稍用力，宜處之自然，久之氣丹田，漸達周身，血行舒暢，氣力卽漸增，早晚行之，不過百日，容顏煥發，精力百倍。

二睡功法：亦名側臥功，於習時將身側臥於床，其身先向左側臥，則左手置於太陽穴，右手置於床上，右腿在上，微伸於後，左腿在下，微屈於前，兩脚距離約有尺許。如是者徐徐將放在床上之右手，輕輕握拳，慢慢提起至股上，當右手移動時氣亦隨之，一上一落至廿次，遂將身移轉以右臂側臥在床，而右手則置於陽穴，手心向上五指並攏，左手握拳垂直於股上，右腿在下，微伸於後，形如彎弓，左腿在上在前，形如右腿，兩脚距離約尺許，其左手亦握拳徐徐移在床上右乳旁之下，氣亦隨之，片刻復移上，狀如身臥左邊之時，如是者又廿次。輾轉反復行之，此種側臥功，爲固精養氣壯力凝神之功也。

三固精歛氣功，又名坐功，練習時，坐於榻上，兩脚弄攏，兩脚踵豎於榻上，足尖豎立向上，頭要挺直如坐姿，襠亦緊貼，兩手握拳，置於腰際，手蹲向後力抽，足尖向內猛曲，氣歸丹田，隨卽作第二次動作，兩拳變爲兩掌，猛力前伸，掌心向上，一齊揷出，同時氣向外舒，兩掌揷出之後，又復收回腰部，隨卽握拳，分置於左右乳旁，扭拳猛力打出，拳背向上，兩脚不動，此時左右兩手分向外一抓，作一放一抓狀，隨卽一翻掌，兩手同時猛力抽回，兩蹲向後，兩拳分置腰際，以上各種舉動，皆是以手動作，同時運用呼吸，納氣於丹心，如是動作，廻輪練習，凡三次，一切動作，以慢爲主，徐徐而行，隨卽收回兩足，變成盤膝而坐之狀，盤膝之際，脚心向上，而兩手亦由拳而變掌，徐徐放下，放置於丹田，兩中指相對，相距約二寸，此時純以呼吸爲主，緩緩呼吸，氣出丹田，靜養精神。作上述動作，於淸晨起時行之，心平氣和，動作雖微，然而用力回抓，此種動作，可以將由肺促歸丹田以自固其腰腎，由丹田運至腰腿以壯筋，倘如法常練，則自可精固於腎，氣凝於中矣。練習此功必須按日力行，勿怠勿息，倘練至百日，自有不可思議之功，勿以動作少而輕視之也。

四托天功法：此功爲立姿之一，練習時，身體宣立正，兩腿合攏，足尖向前，目視前方，兩手作掌，五指幷攏，拇指稍曲，先將左臂徐徐提起，提至頂上，掌尖向右，右臂則垂直、平直其掌，掌心向下，五指幷攏，掌尖向右。片刻，兩手移易位置，提高右手，左手則垂下，又片刻而復立正，兩臂由左右分向上舉，稍屈於頭上，兩肘均宜向外，兩手指亦各並攏拇指稍向內屈，掌尖相對，掌心向下，以上四種動作，循環而行，練時，須呼吸沉默，靜氣緩視，膝蓋用力挺直，則氣促血液由丹至肋，由兩肋沿動脈管而至兩掌，百日後，掌可碎石，功力無比。

五壯腰固腎功法：此功亦爲以立而練習，習時，先將兩手交叉於臍部，掌心向下，兩臂稍屈，如是之後，上體遂向前俯，兩臂下垂，兩手指交叉向下推至離地寸許，掌心向上，此爲前俯方式，然後徐徐立正，立正之後，然後作後仰式，後仰之法，約至四十五度爲止，同時兩手離開，四指幷攏向後，手指向前，兩手微貼於左右兩腿之兩側，再向上提至腰間，兩手叉腰，此爲後仰式，以上所述之三種動作，雖甚簡單，然練習時必須注意於氣。腰向後屈，則氣血凝於腰部，可以固腎，固腎腰堅丹田有力，胸部展開，頸部挺直，目視前方，胸部筋肉，無不用力，及廻身前曲，目仍前望，腰向上弓，兩膀緊縮，斂胸沉氣，腰背力增，氣滿丹田，作一循環，練習久之，腰不畏擊，固腎之功成矣。

六豎臂功法：此亦立勢行之。於立正之後，兩臂徐徐由胸前出，向前平伸兩手握掌，掌心向上，於伸直之後，停留片刻，復徐徐將兩臂由前方向上屈回貼於乳部，兩肘垂下，繼而臂向下垂直後，各向左右舉起，成水平線，掌心向上，虎口向後，再將兩肘關節，各由左右向內彎曲，成一半圓形，平舉於乳部，而掌心向下，兩肘平向左右，少停卽將左右肘關節，由前向左右平伸，復成水平，掌心向下，片刻復爲立正姿勢，隨而開馬，開馬之時，兩腿左右爲離開半步，兩足距離比兩肩稍寬兩膝蓋與足尖均宜向前，然後身體下蹲，兩腿平屈，成騎馬式，兩臂直垂，兩手握掌，置於兩腿之間，掌心向後，停片刻卽將前面之拳徐徐由前而後方，復又變回立正姿勢，左足向左離開一步，膝蓋平屈足尖向左前方，名曰左弓腿，而右足同時旋轉，足尖移向左方，膝蓋崩直，名曰右箭腿，總稱爲弓箭步，而身體方向亦同時向左，左臂同時平向右出，手宜握拳，掌心向前，虎口向上右臂則握拳屈動置於左乳下部，片刻而將身亦轉，馬亦由前馬變爲後馬，兩手亦同時移位置。以上八種動作，一二三各式拳握緊，肘用力，四五六七八各式臂用力氣下垂，丹田藏氣，氣徐上引，臀部筋肉收緊，則血凝聚肩部，久之養分合運臂，而臂堅矣。練成時臂能撞斷樁石，力大無窮。

七活腰堅腹功法：㈠此功練習時，由立正式蹲成騎馬式，兩臂向臍曲，五指幷攏，掌心向裏撫摩腹部。(乙)如前蹲成騎式，身體上部微向左傾，兩臂兩手形狀如前。(丙)仍照前式，兩手同時彎曲於胸上掌心向後微仰。(丁)由上式置兩掌於胸部，由胸部徐徐向腹部，頭與腰微向右斜，以上四式，兩手按摩丹田，由丹田推氣潤腹至胸部，氣息自然，腹關節向右前後廻轉，氣隨手行，腰隨氣轉，氣愈活愈沉，腰愈轉而腹愈硬，久久氣成混發，腹氣一致，扭轉閃避，腹不畏擊，腹健百疾不生。

八百把功法：(甲)此功練習時，將騎馬式蹲穩，左手握拳，抱於胸側，掌心向上，右手握掌，向前打出，掌心向下。(乙)右手依上式不動，將掌放開，五指並攏，掌心由上向後，下方作抓物式。(丙)將右掌收回，抬於胸上卽將左掌打出。(丁)左掌依式不動，將拳放開，五指並攏，掌尖由上向前下方作押物狀，此功共四式，名爲抓功，膀手用力，拳出如箭離弓，變抓如鷹攫物，丹田運氣蹲式要隱，百把功百日，其致如神，但此功之四式，以連續行之爲上乘。

玄陽子曰：練習各種功法，應注意何則始有益而無損，子能言之乎？

素子曰：氣功練習，貴在有恆，朝夕行之，功必有成，日不得逾三次，初練時宜緩，徐徐用力，一月後再逐漸加增，如無傷損，每次以四十呼吸為度。一月後可加至六十呼吸，百日後可加至八十呼吸，以後不可再加，加則有傷矣。每一功法，不及半年，不能有成，不成不可同時練習他功，如兩種同行，則有傷血氣，無益而有害之，習者戒慎之。

玄陽子曰：有云「丹田功」法，行之簡單，受益無窮，子知之乎？

素玄子曰：法以左手托住陰囊，右手摩擦丹田八十一次（九九法）再換以右手托住陰囊，左手摩擦丹田八十一次，早晚寂緩提氣行之，百日後元陽固矣。每習液滿津口而吞之。素經曰：一擦一兜，左右換手，九九之功，真陽不走。此乃仙傳固精術也。如持之以恆，壽命永久。亦消肥之良法也。此乃千古不傳之秘耳。功簡益多，人人可施，行者受益。奈何世人多不明，悉而不用，種因懶而無恆矣。

玄陽子曰：傳云：習練「泵肚功」一法稱之為養生之大補劑，其法為何？

素子曰：善習該法足以清除人身內臟所有積穢，並可消滅腹內脂肪，化大腹為小肚，其法：先立正，舉雙手，吸滿氣疾將手全放下，盡量呼氣，然後兩手按膝、拱腰，再運用腹內之氣（閉氣）將腹部泵出泵入，能泵廿次以上者為佳，宜早晚空腹時行之。恆習之可致長壽。

玄陽子曰：有云：人之衰老，係之咽喉有關，子能言之其因乎？欲使之不衰，其有「功法」乎？

素子曰：此咽喉肌肉發達與否，實爲老少之歧點，倘欲永保容顏，當須令此咽喉肌肉完全發達，使其圓滑且富於彈力。試觀老者而起雛襞。少者無之。有一美人，年八十五歲。尚稱國色不衰。該婦極重咽喉與頸項功法，對青春永駐，防止衰老。切俱確效。其法：以仰臥姿，并以極低之枕置兩肩之下，然後伸頭使頸向下方，如此則咽喉之肌肉積極緊張，一張一弛，反復習之，最初以十次逐次加增，乃至一百次。中途如覺眩暈卽稍停，咳嗽不足慮也。如患「二重頤之醜態者行此法亦自癒」。常而習之，絕可恢復青春狀態。男女皆可，效果極宏。

玄陽子曰：常云：托頭功、頭屈功、壓頤功，其法當何？子知之乎？

素子曰：分陳之，其法如左：

一托頭功法：仰臥、以雙手托起頭之後部，用力使頭屈向前方，放手復位，一張一弛，以十至廿五次爲極限。背肌發達，頸部增粗。

二頭屈功法：立臥之姿均可。兩手輕揷於腋下，將頭部左右傾曲，面卽須向前，頭傾時須貼近耳際爲止，以左右各十次爲度。須用力爲之，但非平時左顧右盼之勢也。行時宜徐緩。不可以肩就耳，否則功微。提神健腦，增強項肌。

三壓頭功法：以仰臥，左或右手之拇指，向頭（俗稱下巴之下方）之內側（卽甲狀腺之上部）力壓之，本一張一弛之法則。力稍強用。每日至少五十次，速力一分鐘一次爲度。任何空閑，皆可爲之，法簡易行。能使咽喉部主要肌肉堅強，姿容常駐。此乃一秘法也，古人尙無此爲。

玄陽子曰：其肩功之法，以如何行之乎？

素子曰：施行肩功之法，以如下數種：

一兩肩左右交換之前後運動：法以仰臥，左手握右臂，交換左右牽引，卽右牽時，乃入力於右手，此時肌肉緊張，始而復原，換手，一張一弛，初以十次，漸達五十次亦易。行時，腕卽不可移動。自體要領，予以領會。令肩胛肌發達，肩部濶大。

二仰臥先握拳，然後單擧臂，拳以達鼻尖爲度，然後速下其臂至胸部，如以臂擊胸然。行時以強力爲之，幷以左右兩臂交換行之，初時以五回爲度。如肩部患有風濕病者極有效果。

三仰臥將左右兩肩交互上擧，當肩上擧時，盡力使其向上爲合。初時左右各十次，漸至五十次者，一切肩患自癒。

玄陽子曰：行腰部功，其法若何？

素子曰：做腰部功，其法有三：

一仰臥，輕揷兩手，將上半身左右彎屈，卽先向右彎屈，復原後再向左彎屈。再去枕，頭及肩稍提高，行左右各十回，漸至五十爲度。對大便閉結有特效。幷堅腰。

二側方屈曲功，其法：側臥，頭與兩足同時用力提起，兩手叉抱於胸前，全身彎屈如弓形。復轉身如法泡製。使身體中央兩側肌肉發達，左右各五回爲度。極可使容貌變嫩，胃弱者極宜行之。女性殊宜爲之。

三屈足使腰緊張功：法以仰臥兩手，置於胸部，屈右足之膝，置左足之腿上，然後用力提高右臂，緩復原位，肌肉弛鬆，左右各五回。使背之下部（腰部）肌肉緊張，增進彈力，強健腰部，加強臀力。

玄陽子曰：欲行手與臂功，其法爲何？

素子曰：其法有三：

一前臂功：法以仰臥，以右手握左手之關節，須盡力引左手向右，此時右手自然反抗，力引右手向左，其一張一弛五回，再換以左手握右手之關節，比照行之。兩手相握時，以置於胃之上部爲宜。以使手臂骨節靈活，血脈通達。

二後臂功：法以仰臥，以左手力壓右手之後臂，一張一弛，左右各五回。極令兩臂肌肉發達。

三臂之廻轉功：法以仰臥以右或左手由前方廻轉畫一圓形，然後復原，一張一弛各五回。使肩膊及下腹肌肉發達。

玄陽子曰：常云：行路登山，可致腿健，其尚有功法乎？

素子曰：行路登山，如不涉大勞，常行之人可脚腿強，必胸濶，然非練功之法也。

欲使其健：

一法以仰臥，以左踵置於右足之拇趾與第二趾之中縫，竭力伸張右足，使之突出

（卽踵離頭部最遠點）如此則腿及腓腸肌肉緊張，弛右踵令膝稍屈，以作休息，一張一弛，凡五回，再交換比照行之，如能漸增加回數當更好。如此則脚腿及腓腸肌（俗後腿肚）強也，而人則勿大勞。早晚皆可行之以健身。

二兩手抱膝功：其法仰臥先曲左腿以兩手抱之，用全身之力入於兩手以力牽引，頭不離起，如此左右各五回，漸予增之，則背部肌肉可增強，心臟健，減腹肉，男女皆宜，循稱秘法也。

玄陽子曰：子之所言，皆係局部之功，尙還有全身可行之功法乎？

素子曰：原來人體深藏無數小肌肉，血脉縱橫絡絡之，實施局部功法，不能一一得惠，故全身功法，當屬必要，其法：以仰臥姿，左右兩手互握於兩臂，頭部突向後方，須引閉氣，然後盡力伸張全身，使身堅如鐵石爲度，此緊張狀態保持稍許，緩弛其力，且此一張一弛，其易疲勞，初時以二三次爲宜，漸予增加，普通以五次，如能加十次者，其功成矣，體健也。法甚簡，早晚空腹時行之，極有效驗，男女人人可施，實乃養生益壽之良功耳。

玄陽子曰：如照子言，各功備矣，身亦健也，然容貌易老，髮禿齒落，面無光澤，可有功法以保持之，使其面無皺紋，容顏光照，永保青春乎？

素子曰：容貌爲人所慕者，今有一法：可使枯木生花，老而變嫩，法簡易行，如恆以習之，返老還童之術，概盡得矣，法以：對頸、面、耳、頰、額、頭各部，先以兩掌擦熱，摩拭各二分鐘，再以兩手掌置於眼臉之中央，向左右上下推拉，摩擦兩頰及眼部至五十次乃至百次之間爲度，可使皺紋消除，容貌豐滿矣。行各功畢，最好卽入浴，淨身，以乾巾拭之，或塗以少量白凡士林油膏，再以熱手巾抹之。若於夏天掌部及臉部汗濕，引功不便，可用少量氧化鋅澱粉敷之，然後再擦，數日後，如起小腫勿慮，可因摩擦太過故也。如年少施之以恆，則永不衰敗，如老而行之，則可轉而返少矣。秘訣也。訣秘矣。

玄陽子曰：人老眼易花，口易皺，牙易脫，髮易掉，尙有功法，護之以常保青春乎

玄子曰：就子之所問，其衞護之法：

一眼之功法：晨起以手拇指或手掌擦熱，摩擦眼部十數次，然後睜眼，卽明亮，并於空氣清新處向前或左右遠視，再以強力閉目數次，最後大開其眼，并向左右上下行斜視，大睜兩目向左右廻轉，法甚簡單，費時不過二分鐘，後以兩掌

之下部頻敲左右顳顬，使眼部增加活力與視力，并能輸送血液於眼肌，供給營養，行功畢，以極潔之清水注入眼中，效更宏。如在用眼疲勞時用以習之，可常保眼之光明。永無眼患。

二口腔牙齒功法：蓋口爲群肌所包圍，老而萎縮，便起雛紋，法以兩手之小指插入口之兩側，將口向左右角力引之，口裂自然擴濶，如此一張一弛，朝朝行之，雛痕自除。此法不致令口過大，牙齒脫落，損美，常行之甚效矣。如間以食鹽漱口洗牙，可固齒。

三髮之功法：髮美爲容貌之表，亦爲健康之兆，法以手緊握毛髮，使其脫者盡除之，再以指尖遍擦頭肉百次，使髮根受刺激，以水清除頭垢，欲使髮之密生，以冷熱兩盆水，交替浸頭，冷熱之度，以能承受爲適，交替凡五次，可使髮再生，其效頗著，不必用其他藥物，如欲使髮之光澤，則實施咽喉緊縮法，同時摩擦咽喉第三骨輪，百日後髮便濃黑，并前法行可永保，蓋人體各機關，無一不具獨特之功用，而主之髮者，則爲喉之第三骨輪也。秘法也。

玄陽子曰：常云：有轉趾功，抓指功，行之可防止人之衰老，其法當何？

素子曰：蓋人之老化，率都由人之身體末端始，因末端上有毛細管分佈其間，掌送血液之司，偶失其責，卽呈衰敗，子不見人老不良於行，脚手無用。其趾及指，屬主內臟器官，互爲連貫，其法：

一轉趾功：以坐姿兩腿向前伸，左脚脚底置於右腿之上，左手壓住右脚使其不動，右手用力抓住左脚脚趾，予以轉動，各左右二十次，能愈多則愈好，但轉之次數須相同，先左後右，每趾依次做完，然後兩手揉擦之。以能發熱爲止。不限空間，無事可行。趾節柔軟，血液通暢，可防止中風，高（低）血壓，以及老化預防，效果特宏。

二抓指功：立坐皆可，先以右手拇指及食指，抓住左手拇指，幷從指根往指尖，用力地壓，尤其指甲兩傍，特宜用力抓著，最後用拇指抑壓著指甲，拇指做完，以五次爲佳（多愈好），再依次輪摸，以左右手輪替做完止，空暇皆可行之，不出一月，細觀指甲氣色，必有驚人改觀，血脉通矣，信乎！秘法也。或以手左右互捏揉轉之十次，亦效，能出汗液，當更好。男女可行，功簡益多。

玄陽子曰：常云：習練內功，可療精道衰弱、諸疾，其諸家之法，當何？

素子曰：所詢之疾，實爲人之常具也，蓋人不明保精之道，營衞之法，節嗇不明，縱情無度，以致百脉枯槁，不壽而夭，甚至帶疾終生，不得其樂也，如照所練之法習之，百疾盡消，可返老還童矣。法以：

一彭祖強陽固功：習時以早晚靜坐，宜凝神調息，舌抵上顎，目視頂門、提縮穀道（卽肛門）如忍便狀。吸氣時提，住氣時保。使氣由下直貫泥丸。呼氣時抵突，使氣直衝會陰，重擊精關，如拳擊鼓然。故吸氣時直緩細長、住氣時宜短宏勁。吸住呼合爲一次，初以三十六次起，逐加之一百零八次止。住氣之時間以三五分鐘爲適度。能達一刻鐘以上者，功成矣，精關固，陽痿去。祕法也。

二腎關按摩功：以立勢習之，先以兩掌心搓極熱，然後用以摩擦兩腎兪穴—背後兩邊腰部一百零八次。再以左右手各擦尾閭骨三十六次。訣在不疾不徐、凝神寂照，此法能補精益氣，壯腎臟也。訣法也。

玄陽子曰：有云：常習緊縮肛門功，可以致永年，其法如何？

素子曰：人體上下之兩口，皆保氣之門戶也。故人常閉其口，以防元氣由口泄出。而其下者乃肛門也，其功用乃爲蓄納元氣之一。常習之可永保青春之秘訣也，其法：

一仰臥床上，兩脚略張開，一面吸氣同時兩臀筋把肛門之括約筋往內提縮稍停，然後一弛一張，一聲連作廿次以上者爲佳也。

二兩腿張開站立，膝部稍彎，兩手置腿上，由鼻子急劇吐氣，下腹儘量收縮，肛門儘力上提緊閉，然後由鼻孔自然吸氣，放鬆肛門，反復多練，自見功效。此法無論行走坐臥，皆可爲之，但飽食後，不可爲之。

玄陽子曰：恆練八段錦功，有返老還童之效，其法若何？

素子曰：其功爲道家養生健身之秘術也，法以：

一握固、靜神、叩齒。

二鳴天鼓、搖天柱（彈耳、擊腦後，左右搖頭）。

三舌攪漱咽。

四兩手擦熱、摩腎堂（卽後背之兩側）。

五單間轆轤（卽肩膀也）（左之肩先轉、再右肩）。

六左右轆轤。兩肩同時做。

七左右按頂。

八叉手雙虛托、低頭攀足頻（各做三十六次）。其歌訣云：一、兩手擎天理三焦。二、左右開弓似射雕。三、調理脾胃須單舉。四、五勞七傷望後瞧。五、搖頭擺尾去心火。六、背後七顚百病消。七、拳怒目增氣力。八、兩手攀足固腎腰。此法有文武兩種。其文者屬於靜坐按摩，以導引行氣工夫，前者是也。武者屬於平立導引，以強健身心外工，後者是也。

玄陽子曰：昔之帝聖賢哲常習靜心定性之法，雖置身千軍萬馬之中，仍能心神泰然，處變不驚，至靜寂然，其有功法以勵乎？

素子曰：凡能成大功、建偉業，蓄意謀國成事者，恆身處於危難激變疑雲至極之境，仍可素然以處而不爲所擾者，無不明乎萬象歸眞以及神移太虛之功法也，蓋若習之，亦得長壽延年之機耳。其法：一、萬象歸眞功：摒除邪念，思慮純一，定心凝神，以深呼吸者三，兩臂自然下垂，左手反扣右手，坦置於胸前，神胸臍成一直線，兩目微閉但稍留縫以觀尖，（略微低垂）以鼻觀心、凝氣、止念、定心，保持自然呼吸，以耳目心神，凝聚於一點（意念），習時以十五分鐘爲度，此法，除平時外幷可於行坐車機船之中，均可爲之，無輟，六十日之功成矣！常存凝神、定氣、絕念，用之於房中，則永不失精，易之爲事，則不亂不驚耳，晉之謝安聞秦軍壓境不憂，輒聞其侄在淝水之浜破敵不喜，仍奕棋如恆，蓋喜憂不形於色，此乃靜心定性之謂也。善養生者，宜恆習此功。二、神移太虛功：照前功持續意念後，再移於晨觀旭陽，（習時）兩目略閉不閉，自然呼吸，以十分鐘爲度，然後以目視地，良久不移，持續行之，如目視茫然，此功卽註矣，再繼之轉視他物，仍歸茫然，一年之後大功成矣，此乃千古不傳之秘也。設非恆爲，何以致之。有志於養生長壽者，常爲之何難之有也。

素子驗方

延年益壽宜調養；
多貪有損命短促。
秘方百數先人傳；
食補食療勝食參。

素子驗方

玄陽子曰：修身養生之士，何物所宜食之，子能言之乎？

素子曰：夫萬物爲人而備，食之可以養生，亦可損其身，蓋各歸其時，各守其宜也。視其知與不知耳。其損益之情，前已言之。凡物多之則損，少之則益。素經曰：春宜食辛，辛能散也。夏宜食鹼，鹼能潤也。長夏宜食酸，酸能收也。秋宜食苦，苦能堅也。冬宜食甘肥，蓋甘能緩而長肌肉，肥能密理而補中也。此皆益五臟而散邪矣。乃四時之味，隨所宜加之食，皆能益藏而除於邪，養生之道，可不移矣。世之萬物，可食而不可食，以其要者，擇供養生之人採抉。太素云：

一肝色青，宜食甘粳米飯，牛肉棗皆甘。

二心色赤，宜食酸痲犬肉李皆酸。

三脾色黃，宜食鹼大豆猪肉栗皆鹼。

四肺色白，宜食苦麥羊肉杏皆苦。

五腎色黑，宜食辛黃黍鷄肉桃皆辛。

六肝病者，宜食麻麥犬肉李韭等。
七心病者，宜食麥羊肉杏薤等。
八脾病者，宜食粳米牛肉棗葵等。
九肺病者，宜食黃鴨肉桃葱等。
十腎病者，宜食大豆黃黍豬肉栗藿等。太素云：和以五味、則骨正、筋柔、氣血以流、腠理以密。如是則氣骨以精，謹道如法，長如天命。
玄陽子曰：食物之於人，關係切矣，然各具其性，子可言之乎？
素子曰：人之所食之物，皆具其性，太素云：
一羊肉太熱，羊頭肉平，主風眩瘦疾。羊肚主補胃虛損，止虛汗。羊乳酪補肺利大腸，羊腎補虛弱益髓。
二犬肉溫，主補五臟勞傷，久食益氣力。
三牛肉平，牛乳甘寒，主補虛羸，牛酪主寒熱、止渴、除胸中熱。
四鹿頭肉，主消渴及多夢。鹿肉主補中益氣力。鹿蹄肉，主骨髓中疼痛。久食令人耐寒。

五雄雞肉酸溫，主下氣、去狂邪、安五臟。
六烏雄雞肉甘溫、主補中、止痛、除心腹惡氣。
七烏雌雞肉味平甘，除風寒濕痺、安胎。
八白鴨肉平，主補虛羸、消毒熱、和臟府、利尿道。
九野鴨肉味鹼，主補中益氣、和臟府、除客熱消食。
十柿味甘寒，補虛勞不足；乾者厚腸、健胃、脾氣。紅柿至補肺氣。
十一橘子味酸寒，主下氣、開胃、除痰、結氣止渴。久食除口臭。
十二烏梅味苦平，主下氣、除煩熱、安心神、止下痢。
十三櫻桃平，主調中益脾氣，多食有益、美顏。
十四葡萄味甘平，主益氣、力強、久食輕身延年。
十五蓮子寒，主五藏不足、中氣絕、益血氣、去熱、補中養神、除百疾，久食，輕身耐老延年。
十六藕寒，主補中益氣力，養精神、除目疾，久食輕身延年。
十七雞頭，主補中益子精強、明目。

十八菱實平，主安中，補臟，令人不飢。
十九芋平，主寬緩腹胃，除死肌，令人悅澤。
二〇枸杞味苦寒，主五內邪氣、熱中消胸脇氣、除客熱、風痺、堅筋骨、強陰、補虛損、明目、益精氣、久服輕身耐寒暑。
二一葵味甘寒，宜脾，久食利骨氣，為百菜主。
二二竹筍味甘寒，主消渴、利尿道、益氣力，不可久食。
二三苜蓿味寒利五臟、輕身、去脾胃邪氣諸熱毒，不可久食瘦人。
二四蘿蔔，寒利五臟，除惡氣，久食令人白淨、細肌、美顏。
二五白苣苦寒，主補筋力、利五臟、通經脈、久食，令人齒白。
二六韭味柔酸溫、歸心、宜肝、久食安五臟，不利病人。
二七茼蒿味辛平，主安心氣、養脾胃、消飲食，不可頻食。
二八苦萊味苦寒，主五臟邪氣，久食安心、益氣、輕身不老。
二九藍菜平，主填骨髓、利五臟、調六腑、理經絡、結氣明耳目、使人骨健、益心力、久食大益人。

三〇生薑溫，主去痰、下氣、除胸中臭氣、通神明、散煩悶、開胃口、每飯食數片，久不感冒。多食無害。

三一葱白味辛溫，各月食之甚益人。不可多食虛人。葱青，除肝邪、安中利五臟益目、精殺百藥毒。

三二水芹寒，養神益力、令人肥健、殺百藥毒。

三三白蒿卽今之青蒿也。味辛，主補中，益氣、養五臟，久食，長毛髮會黑，可輕身不老。

三四胡麻味甘，主益力氣、長肌肉、塡骨髓、堅筋骨、治金瘡、止痛，久食輕身長年。

三五菉豆味甘酸，主虛羸，補五內虛乏、益氣、安精神、行十二經脈，長食有益

三六大麥味鹼寒宜心，主消渴、除煩熱、益氣、調中，久食頭不白。

三七葡萄作漿，雖是常術，如於其熟時，先於根底著羊肉汁、米泔汁各一㪷，如是經宿，熟者，摘之納新白瓶中令滿，稍實密封，百日自然成漿，去滓飲之，味過醇酎，甚極益人。

玄陽子曰：黃帝內經載有五穀、五菓、五畜、五菜等之別，子能言之詳乎？

素子曰：五穀者：飯甘、痲酸、豆鹹、麥苦、黍辛是也。

五菓者：棗甘、李酸、栗鹹、杏苦桃辛是也。

五畜者：牛甘、犬酸、猪鹹、羊苦、鷄辛是也。

五菜者：葵甘、韮酸、藿鹹、薤苦、葱辛是也。是故五味者，各有所利，或散、或收、或緩、或堅、或濡、四時、五臟，病之所宜，推而廣之，凡百飲食，莫不得而契領提綱，以盡營養，治病之效，理明術驗，不亦宜乎。

玄陽子曰：世有效驗之方，以療疾，以駐顏，以養生，以防病，以防老，法簡物廉，未爲人所常用，子知之能條陳列舉乎？

素子曰：所陳多端，均有所本所驗也，如照所陳之方用之，可如子所言甚效也，法雖簡，但可療痼疾也，以之食療却病養生，則效著矣。（其病同名，但方有別，悉陳之）方以：

一鼻疾爲人所易患而爲難治之症。患者苦矣。如每晨以鹽水（冬宜溫水）用之洗鼻，則治鼻疾并可預防。洗時將鹽水置杯中以鼻吸進口腔內，後復行之數次，卽得。鹽有殺菌之力。并除鼻內污穢之垢也，常行之絕效。（抱平方）

二白木耳駐顏：每晨空腹，常飲白木耳氷糖湯一杯，容顏永駐，但須常服。極效（渡人江方）。

三駐顏復脈湯，又名炙甘草湯。（方出長沙太守張機）炙草四兩阿膠二兩人參二兩生地一斤生薑三兩麥冬半斤麻仁半斤桂枝三兩大棗三十粒清酒七升（古秤）以水煎三次服之。如再加補骨脂，炒龜版、芝麻、山萸肉、生葱白等。可治婦人雀班、未老先衰、還老返童、容光奪人心弦，極具特效。（渡人方）

四神藥化石草，學名貓鬚草，又名消石草。特具退熱消炎排膿、輕度發汗、輕暢大便、大利小便等特性。以氷糖煎膿汁，每日一次服，不可分服，如有毒瘤發炎，經針藥無效者，用此方，絕收奇效。（渡人方）

五肝硬化疾：方以大鯽魚半斤石斛五錢葱白數條青草少許雞肝三個　每日一劑燉極爛服之（忌食鹽）五個月可根治，甚奇效。（渡人方）（又方另有加黨參三錢也）（渡人方）

六哮喘疾：方以蛇床子粉十二兩破故紙四兩煉蜜爲丸。外加力粉半斤　再煉蜜爲丸，早晚分服各適量。幷間服「復脈湯」，五料除疾，甚極效。（渡人方）

七腎結石疾：方以梅花散二錢服之即見奇效，再用化石草錢半至三錢和氷糖煎濃汁服之。更具妙哉（渡人方）

八濕胖疾：方以蛇床子和烏糖煎甜湯三碗，一次服完，再運動之，每日一劑，數日後即見奇效。（渡人方）

九腦貧血疾：方以用水一大杯酒半湯匙 服之立效。若以生薑、茶葉、砂糖湯、加酒半匙服之更效。每日一服，三月即癒。另以雞肝三個青茶二錢話梅一粒 老薑母三斤葱白三條 糖鹽酌加，每三餐佐膳，不必吃藥自癒。極效。

一〇睪丸炎疾：方以猪脚甲八個明礬粉少許同時將明礬粉塡滿各猪脚甲，再置炭火上燒焦，研爲細末，分等泡酒飲之，以四天服完爲度，即癒奇效。

一一鬼剪頭疾：方以獨味紫河車服之即癒。即人衣胞也。 又方：每早食前涼開水六七大玻璃杯，然後做拉繩運動十至廿分鐘，風雨無阻，三個月後即收奇效。（渡人方）

一二遺精疾：方以①蓮鬚一兩，研細粉，裝膠囊中，每服四丸，日六服，氷糖開水送服之即癒。②金英子一斤熬膏調開水當茶水止渴。再以金英子及芡實各

四兩，共研細末，煉密爲丸，每晚睡前服三—四錢，神效也。（上三藥感冒時勿服）

十三尿血疾：方以槐花獨味研粉，裝膠囊中，每用五丸卽一錢，以氷糖開水送服，日服四次，幷於睡前生吞槐花五十粒，以維一夜之藥力。奇效也。（渡人方）

一四耳鳴疾：方以伏苓、桂枝、白朮、甘草、煎湯服之，卽癒也。

一五聚精強神丸：方以故紙、蛇床、烏梅、甘草、羊藿、老姜，共研細末爲丸，內服之。另加力葉研粉，煉蜜爲丸，入房前口含二三錢，口液化服，常人用之，雙方皆歡，無疲。（渡人方）

一六腎虧疾：方以土牛七燉鯉魚，每日食之，卽癒甚效也。（渡人方）

一七陽萎疾：方以韮菜與蚯蚓二味爲丸，三服卽癒。

一八傷風感冒疾：方以生薑茶葉紅糖湯，於初起時，收效極宏。

一九精神病：方以服天王補心丹、六味地黃丸、靈甘草湯、大麥甘草湯，可收宏效。但病人忌食雞肉，吃必大鬧乾坤也。（渡人方）

二〇坐骨神經痛：方以當歸芍藥散加黃藤，可治癒。但有遺精病者較難癒。（渡人方）

二一便秘食療，方以「蕃薯羮芥菜」食之卽癒。

二二婦人陰癢．女人疾難言，唯陰癢是也，不僅害已亦損其夫矣。陰中「千條蚯蚓」其癢難耐，法以「殺菌除蟲」卽癒。方以：

(一)豬肝切如中指狀，以油炸香，夜納入陰道中，引蟲食肝，早起除去。

(二)蛇床二兩百部五錢苦參根五錢白礬五錢　水煎去渣灌洗陰道，以殺蟲。

(三)生蘿菔汁，以紗布浸濕，納陰道中，二小時換二次，消炎殺蟲也。（不可用棉花）

(四)苦參子一兩煎水洗陰道以殺蟲。數日癒。

二三陰毛生蝨，男女皆有，癢甚難除，殺蝨則癒。方以：

(一)去夫婦陰毛，使蝨無棲。

(二)水銀和猪油（凡士林）　勻塗陰處。（蝨死也）

(三)百部一兩酒精二兩　泡之用以夜擦陰部。

㈣如癢時則以紙烟泡酒敷之，立止。

二四腳手痲痺疾：六十以後患此病者殊多，因氣血虛損故也。方以：

㈠佛手根、柑欖根、入骨丹、赤豬肉巴戟。以水煎或茶飲。外用：黃藤、臭川芎水煎湯足。

㈡當歸一兩桂枝五錢沒藥五錢乳香五錢川肉牛七一兩川芎五錢木瓜八錢木耳四兩共研末，每服二錢，半水酒送服。即癒。

二五腳痲痺：方以桔餅四兩老薑母五錢酒一碗糖一匙。四項　服之即癒。（渡人方

二六失音疾：方以：

㈠紫河車丸、白甘草丸，各等分，久病失音者。

㈡胖大海十粒泡開水加冰糖，代茶飲用。

㈢另有單方：

①雞蛋一個，正人工醋半大杯，泡四十八小時，待殼化去，搗勻分三次飲之

②竹葉、冰糖、甘草、柑梗。水煎服之。（適於喉炎失音）

③蟬衣、胖大海、冰糖。水煎服。

④柑梗、米夏、薄荷、紫蘇、甘草、川樸、桃仁、紅花、氷糖。水煎服之。
⑤燒紅木炭，泡冷開水飲服。
⑥貝母、柑梗、黃栢、元參。或六味丸。（適於喉乾燥失音）（渡人方）

二七健足自療法：每晚睡前用熱水泡脚十分鐘。足健則體強，自然之理也。

二八香港脚聖藥：柳酸粉10％，凡士林90％二味搗勻擦之，卽癒。每月一次，可防疾。

二九坐骨神經痛：方以：海常山、魚尖草、宜吾頭、紅花葉，爲丸內服，一劑卽可癒。（渡人方）

三〇松針酒治腰背痛：方以松針五兩酒一斤浸服。卽癒。松脂治腰痛亦效。（渡人方）

三一風濕病：方以老薑母、赤砂糖，煎水常飲，可斷根。
又方：地別蟲、田三七各五錢，泡酒服之。膳魚半斤杜仲一兩炖服極效。
蜈蚣咬傷：方以公雞屎敷之，立止痛。

三二鼻炎：（患過敏性者）方以猪臍一個，挑去血絲（勿下水洗）加入雞蛋二枚、和冰糖三兩、米酒一杯，併蒸熟，乘熱空心服之。月餘卽癒。

三三心臟病：百藥無效者，以獨味萬年青食之可癒。（渡人方）

三四鼻出血不止：方以冰水濕前後陰部位立止。

三五陽痿疾：方以芡實，獨味食之可癒。

又：白甘草、仙草頭各等分爲丸。

又：肉桂冲開水加點鹽，飲之。

三六因中風半身不遂方以：生黃蓍二兩（去大風）當歸八錢（活血）羌活、知母、乳香、沒藥各四錢 全蝎二錢 蜈蚣三條 數服卽癒。（渡人方）有因痰、瘀血、風寒濕痺，氣虛者之半身不遂則另有別方也。

三七美容通便藥：方以巴戟天一兩 蜂蜜一兩 以水煎服之，一週卽癒。（頑固便秘面如包公）。又單以蜂蜜二三兩 熋溫之後一次飲完。便立通暢。又方：棗肉二兩 白甘草一兩 水煎濃汁服之卽通）。

三八防治壞血病：法以檸檬搾汁，放入砂糖，以冷開水冲調飲之，常服有效。爲夏之消暑解渴恩物也。亦屬烹調配料妙品。具開胃、除腥、去油膩、助消化之良方也。常服有減肥之效，尤具美容之功。但胃酸過多者忌食。愛生悶氣之婦女之心頭抑鬱，腹滿飽脹，氣分結塞，想噯氣不得，放屁不能，令人難受之極，法以檸檬皮搗汁，開水冲飲之，立見暢達。

三九青春痘疾：法以綠豆粉一兩青黛末二錢氷片一錢 以溫開水調和，睡前敷面部，數日卽消，男女適用。

四〇以綠豆治糖尿病及其用途：普濟方載：「綠豆煑汁，幷作粥食，消渴飲水」近有單用綠豆煑食而癒者。綠豆殼作枕，有利高血壓患者。豆以煑湯，加薏米，及少許薄荷同食，可解熱利濕，提神醒腦，夏常食者益。如以綠豆粉兩小匙柑皮半個 冲開水飲之，可治過敏性皮膚炎，且有美容功能。綠豆粉二十分滑石粉廿五公氷片五公分拌勻卽廉美之痱子粉，可爽滑除痱。再以綠豆、赤豆、黑豆各五錢，生甘草三錢，連飲其汁七日，可消解小兒皮膚瘡毒、水豆、天泡瘡之毒。方載本草細目，名扁鵲三豆飲。

四一葡萄補血及功用：如能將葡萄加與熟地黃、何首烏、枸杞子、當歸等補血藥，則效更著。以葡萄汁加糖約爲汁之1/4，裝瓶冷藏可保存二週，瓶塞勿緊，再經二週卽成「葡萄美酒夜光杯」飲之益氣、除濕、強志、肥肌、耐飢寒。久食輕身延年。凡患瀉血（腸出血）嘔血（胃出血）咯血（肺出血）者，可加何首烏五錢、當歸頭一錢，泡湯常飲甚益也。（大量出血者，忌飲葡萄酒）

四二治咽喉腫痛秘方：黃瓜一（淨）頂切蓋狀，挖去瓤肉，納入芒硝令滿，蓋好，以竿揷勿使蓋落。置通風蔭涼處，待硝透出，滿粘皮上，用竹片將硝末刮下，名爲黃瓜霜。同時，用青魚胆，亦置掛於蔭涼通風處陰乾，用青魚胆拌和黃瓜霜、瓶貯勿令透氣備用，以之吹喉，良效也。有單用其霜治喉腫、眼痛者，效亦甚佳。（家穊方）吃黃瓜連子同食，可得子。（國藩孫女曾紀芬驗方）。日人認爲黃瓜晒乾煎湯服，一日藥量五—十五公分，可治黃胆遺尿、便秘、腎病、氣喘、瘰癧（卽淋巴腺腫）、多尿症。亦有止咳、催乳、通經之效。生多食損陰血，時疫後止食。

四三治癰疽及他症以愛玉子功效：愛玉子原名木蓮，又名木饅頭。山海經稱草荔。（藥店廉售）其功效：

(一)一切癰疽：初起以木蓮四十九個，揩去毛，研細，酒解開溫服，功與忍冬草

同。（外科精要）

㈡驚悸遺精：木饅頭：木饅頭炒白牽牛，等分爲末，每服二錢，用米飲調下。（錢坤秘韞）

㈢陰潰囊腫：木蓮，燒研酒服二錢。

㈣乳汁不通：木蓮二個、猪頭蹄一個，炖爛汁肉食之，一日卽通，卽無子婦人食之，亦有乳也。驗甚。（集簡）

㈤腸風下血：大便更澀，木饅頭燒、枳殼炒等分爲末，每服二錢，槐花送下。（楊倓家藏方）

㈥大腸脫下，木饅頭連皮子切炒、茯苓、猪苓等分爲末，每服二錢，米飲下，亦治夢遺，名銷湯丹。（普濟方）

四四絲瓜療疾及功用：方以：

㈠老人筋骨不舒暢，經絡不和時，可用絲瓜、生花生米、雞脚，同煑湯飲，不但清補，幷可治濕氣。

㈡小兒咳痰多，可常飲用絲瓜，蘿蔔蒸的水，有祛咳化痰之妙用。

㈢絲瓜衣和通草煑水，產婦飲用有通乳，幷增乳汁妙用。如無新鮮絲瓜，可用瓜子、當歸、燉烤蹄湯服之，其功亦同。

㈣婦人血崩不止，用絲瓜絡及棕櫚各等分，燒存性爲末，鹽湯送服。立可止血

㈤腸風下血（卽便血），單用霜後乾絲瓜燒存性爲末，空心酒服二錢，功能止血。如下血危篤不可救者，可用絲瓜燒存性，槐花減半爲末，每空心用米湯服二錢，有止血之效。

㈥絲瓜連子燒存性，研末，酒服一二錢，服後蓋被靜臥出汗，則婦乳汁卽通暢。

㈦小腸氣痛（疝氣痛）燒臍衝心，可用連蒂老絲瓜燒存性，研末，每服三錢熱酒送下，二三服卽癒。

㈧疝氣卵腫偏墜，可用棚架上最初結實之絲瓜，待瓜盡葉落時取下，燒存性，爲末，煉密調成膏，每晚好酒服一匙。如病在左則左睡，右則右睡。

㈨老絲瓜絡製成燒黑，與棕櫚燒黑等分，共研末，每服二公分，一日三回，溫水送服，可治內痔出血，直腸出血，婦女子宮出血等。

㈩絲瓜黑霜一錢，以溫酒送下，日三服，可治瘰癧結核。（淋巴腺結核）又以

死蠍子、雞蛋啄孔把死蠍子在每蛋裝入一—二支封口，置鍋蒸煮，熟食盡之并加配白菊花一同食之，二三劑卽癒。

(十一)老年人將感血氣衰弱，筋骨運轉不靈，痰濕阻滯，可以絲瓜絡五錢、木瓜四錢羌活二錢，獨活二錢，煑茶常飲。效極。

(十二)絲瓜水〇．三六公升，加入氷糖二百公分，煑剩半量，三餐飯服用約一至二酒杯。可治醉酒、頭痛、神精痛、浮腫、腹痛、肺炎、咳痰、氣喘、感冒、脚氣、心臟病等疾。（絲瓜水取法：在距地面三十至六十糎處之藤，切斷、揷入瓶中，可吸二三日，每株在一夜之間可滴出一至一．八公升之水。）

(十三)絲瓜水爲上品化粧水，可治汗癍，皮膚乾裂、火傷。

四五糖尿病以山藥可治與其他功效，法以：

(一)患糖尿病者，長而服之，可治癒，蓋係聖品也。

(二)以山藥、薏米、芡實、蓮子（去皮心）煑粥作餐加糖食之，爲消炎夏之良品也。所謂「四神」湯者，卽此耳。

(三)胡適於民九患重糖尿病及腎臟炎，經協和醫院治之無效，後改服食黃耆山藥，逾時三月而癒。

(四)家居食用山藥與枸杞煲食，有清補營養之功。山藥與胡桃肉同搗爛，再羮成糊狀，加糖食之，具養陰補腦之效。以山藥與芡實蓮子同煲，作糖水飲之，有補腎固精之能也。脾弱體瘦，飲食減退，以「四神」加菜肴內佐餐，即見良效。

(五)老年腹瀉，便不結實，形容消瘦，頭暈目眩，全身虛弱，以山藥與粳米羮粥食，有良效。

(六)久瀉用山藥八錢，研末和水調入鍋內，置爐上不停以箸攪之，兩三沸卽成粥，加熟雞蛋黃二枚，白糖一匙，當點心食，卽癒，平時宜常食之亦佳。

(七)慢性胃腸衰弱，消化不良，營養阻礙，可以山藥末五〇公分，人參一〇公分，地黃末五〇公分，同加混合，一日分三服，卽癒。

(八)以山藥一〇公分，白朮五公分，茯苓六公分，陳皮五公分，水氷四〇〇公撮煎至一〇〇公撮，一日兩服，爲治慢性胃腸病。

(九)用山藥一五〇公分，甘味料二〇〇公分，燒酒一公升，將之裝入罐內，貯之

於蔭處，廿天卽可，稱爲萬人通用之藥酒，在飯前或睡前飲之，具強精之效

(十)以山藥一〇〇公分，白朮二〇公分，人參三〇公分，合併浸酒，與前法同，亦爲強精補酒。蓋山藥有長生不老之妙用。并用與茯苓、薏米、芡實，爲修身養生之神仙食品也。但大便燥結之人，則應忌用。

四六 治糖尿病與甘蔗及其功用：方以：

(一)如患糖尿病者，每日用蔗雞三兩，以清水五碗，煎存一碗，不拘時溫服，不逾十日卽癒效驗如神。最多不超過六斤蔗雞，卽可斷根。凡近患斯病者率多注對所謂「因素林」，概不可斷治也。（忌食柑橘）

(二)反胃吐食，旋食旋吐者，以蔗汁七升，生薑一升，和勻日日細呷之，卽癒。（梅師方）

(三)乾吐不息，以蔗汁溫服半升，日三次入薑更佳。（肘后方）

(四)眼暴赤腫，礙澀疼痛，以蔗汁二合，黃連半兩，入銅器內慢火熬濃，去渣點眼，卽癒。（普濟方）

(五)虛熱咳嗽、口乾涕唾，以蔗汁一升半，青粱米四合，煑粥日食二次，極潤心

肺。（薰氏方）

(六)小兒口疳，以蔗皮燒研摻之癒。（簡便方）

(七)內熱較重，在甘蔗中另加茅根同煑飲之癒。

(八)小兒痧疹後清熱解毒，搾汁飲之（疹回落後始可飲之）。

(九)高熱初起，以蔗汁代飲料，吃須溫熱（上二方津津有味潭）。

(十)痧疹不透，以蔗漿一杯，另煎西河柳，對冲飲用，一二服後，卽見起發，永無內陷之患（家庭食物療病法）。

(十一)豆瘡不起，悶豆不發，毒盛脹滿者，宜用青皮蔗搾汁，與食不時頻進，則豆立起（家庭食物療病法）。

(十二)日炙瘡：以蔗汁塗身，時飲大量蔗汁卽癒。

四七柚子猪心根治氣喘：

氣喘爲難治之症，中西藥無特效，如糖尿病者，以單方對症，均可斷根。法以：

(一)柚子燉猪心，連服食兩三個月，使久年氣喘斷根。用時以新鮮猪心一個，柚子一隻，先將柚子頂端之皮切成蓋狀，將肉挖出，置猪心於內，加些紹興酒，蓋好，隔水蒸熟，然後將柚子皮（連白）之水分擰出，再將猪心切片拌食，服食不可斷。方係心臟衰弱氣喘（蔡妻方）。

㈡凡小兒氣喘，以高麗參鬚燉龍眼肉，連服一個月，可斷根。高麗參鬚以韓國及日本雲州產者較佳。龍眼肉台灣產可。法以龍眼肉二—四錢，高麗參鬚一二錢（視兒年而定），兩味放在一起置碗內，稍加水，隔水蒸透，晚睡前服汁，晨加水再蒸服二次汁（可鬚肉同吃）。可酌加冰糖同蒸，味美兒喜食矣

㈢黃色母雞一隻斤重，蛤蚧一對去頭爪，與雞同燉，不加佐料，食三—五隻，可根治腎虛氣喘（卽心臟性喘息）。

㈣食療治氣喘：凡大喘後，眞元衰敗，氣不歸根。法以胡桃肉四支，去殼煎湯，加蜂蜜一點，每早空心冲服雞蛋黃二只，連服三個月效極。

四八生吃茄子汁，可解食魚中毒（甚驗）。其茄子另有功效，方以：

㈠磕撲靑腫，以老黃茄極大者，切片如一指厚，新瓦焙研爲末，臥時溫酒調服二錢七，一夜盡消（勝金方）。

㈡熱毒瘡腫，生茄子一枚，割去二分，去瓤二分，似罐子形，合於瘡上卽癒也

。如已出膿，再用瘥（聖濟總錄）。

(三)牙齒腫痛：隔年糟茄，燒灰頻頻擦之，立效（海上名方）。

(四)蟲牙疼痛：黃茄種燒灰擦之，卽效（摘玄方）。

(五)喉痺腫痛：糟茄或醬茄，細嚼嚥汁（德生重方）。

(六)婦人乳裂，老茄裂開者、陰乾、燒存性、研末，水調塗（補遺方）。

(七)婦人血黃：黃茄子刀切，陰乾爲末，每服二錢，溫酒調下（摘玄方）。（卽女子子宮出血日久之萎黃症）。

(八)治皮疣：用鮮果搾汁，敷患處卽可（日醫博士佐藤方）。

(九)風蛀牙痛：茄蒂燒灰摻之或加細辛末，等分日用之（仁存方）。

(十)乳癌：以茄蒂與竹皮分別燒成黑色粉末，等量混合，加入少量鹽，以胡麻油調製之後，塗患處，可爲特效（日醫佐藤）。

(十一)牙痛：以秋茄花乾之，旋烟研塗痛處，立止（海上名方）。

(十二)避孕：茄子花（含苞未放者）十四朶，晒乾，置瓦上焙黃，研細末，在產後第一次行經後，用黃酒送下，以後忌食茄子，卽可避孕。否則無效。服此方後二個月會發胖。（晉守政方）又方：以紫茄子十四朵（含苞未放者），放在太陽下晒乾後，再以瓦焙乾（鐵器忌碰），研末，用黃酒一次冲服，在產後第一次月經淨服始有效。服後會行起月經不調，人會發胖，如不欲再避孕，吃茄子卽復孕。

四九茭荀一隻切開，將有汁水橫斷面，轉擦於雀班部位，其功效勝過檸檬皮。（家櫟方）又名茭草。

五〇胡桃奶補腦．以胡桃肉不去皮衣，加氷糖搗爛成泥，密藏磁缸內，每次取兩茶匙，用開水冲服。上有層浮油，甜美可口，補腦最強。（家櫟方）如常吃胡桃酪者，可治失眠幷兼美容之效。如以人參寸許，胡桃一枚煎湯灌服，可治痰喘。（皮剝無效）

五一青蛾丸爲補腎強精之強壯劑：方以：補骨脂四兩炒香，菟絲子四兩酒蒸，胡桃肉一兩去皮，乳香，沒藥、沉香各研二錢半，煉蜜丸如梧子大，每服二三十丸，以空心鹽湯送下，由夏至多至日止服食，每日一服。極收效（家櫟方）。

五二芋艿治瘰癧：以芋艿加糖與糯米煑粥作點心吃，可治之。小兒在夏天，頭易長癤，以大芋頭搗敷即乾。（簡便方）以芋梗斷之擦被蜂螫之傷口效極（家櫟方）。

五三孕婦常食多瓜，功能澤胎化毒，令兒無病。其另功效：

㈠小腹水脹病危者，可用多瓜任意食之，神效無比。

㈡糖尿病古稱消渴病，蓋因營養太豐，體內熱多，灼傷胰臟所致，可於每食後吃三四兩爲佳。燒熱絞汁飲之亦佳（家櫟方）。

㈢水腫患者，與患尿道炎、輸尿管炎、膀胱炎、慢性腎臟炎者，以多瓜皮、西瓜皮、白茅根玉蜀黍鬚各一兩，赤豆三兩合煎分次服之。有卓效（家櫟方）

五四治繡球風疾：以鮮香蕉皮的裏面貼在患處，擦摩二三十次，每天擦四、五次，連續五、六天可斷根永不再發。妙如神。該症奇癢難耐，痛苦非常。用此方保治（朽叟方）。

五五芹菜食治高血壓，有良效。如以芹菜搗爛，加水濾汁煲滾進食，可治血中伏熱，及小便刺痛，或小便出血有效。常服其汁可治牙齦出血，鼻腔出血，大便有血。如以芹菜，藕汁荸薺同煲飲，能止血（家樑方）。

五六以碗豆花及蚕豆花蒸製成飲用，爲肺病止血妙品（家樑方）。

五七小兒患痘中有疔，紫黑而大、黑而臭，或中有黑線者，亦以碗豆四十九粒，燒存性，髮灰三分，眞珠十四粒，炒研爲末，以油燕脂同杵成膏，先以簪挑疔破，擠去惡血，以少許點之，卽時變黑爲紅。卽效（明時珍方）。

五八玉米可治糖尿病：方以玉米鬚一兩，猪胰一個，煑湯服飲，效極佳也。

五九香港屈臣氏橙汁，以溫開水冲調一小杯飲之，卽瘉小兒有熱便秘。有卓效（家樑方）。橙汁有解熱之效。常飲之無害。

六〇蝦能通乳汁，最有奇效。法以鮮活青蝦四兩，剝去殼搗爛，用酒冲服之（高粱或米酒均可）。乳汁立卽湧出（家樑方）。

六一蜆（有稱蛤蜊但有別又稱扁螺者）以水燉湯服用，可瘉小兒急性肝炎，有極效。

黃疸病以蛤蜊治瘉。法以蛤蜊（卽河中黑色小蚌蛤）四十個，煎水當茶飲，五日卽好（家樑方）。

六二蒜能制癌治肺癆疾：法以大蒜去皮切片，用高粱酒浸成十分之二，入瓶密貯，廿天後，日服三次，并配吃蒜片二分半至三分，久服極效。其另有功用，方以：

(一)中暑不醒：爛嚼三兩瓣，以溫水送之下咽，即知。（但禁飲冷水）

(二)鼻衄不止：搗貼足心，衄止即拭去。衄血不止，以蒜敷足心，血即止，奇妙（時珍方）。

(三)水氣腫滿，大蒜、田螺、車前子等分，熬膏攤貼臍中，數日即癒（仇遠稗史）。

(四)山風瘴氣：生熟大蒜各七斤共食之，即癒（攝生妙方）。

(五)泄瀉暴痢：大蒜搗貼兩足心，或臍中，即止（千金方）。

(六)喉痺腫病：大蒜塞耳中，日二易之，即效（肘後方）。

(七)腦瀉鼻淵：大蒜切片足心，取效止（摘玄方）。

(八)食蝦中毒：乾蒜汁飲之。（集驗方）

(九)婦人陰腫作癢：以蒜湯洗之，效乃止（永類鈐方）。

(十)除蟯蟲方：以大蒜牛奶灌腸，效宏（延年益壽方）。

(十一)頭上生癬：以蒜擦之，極效。

(十二)惡性便秘：大蒜兩三瓣，黑芝麻炒香，二者共搗成泥，以佐餐吃完。如求急功，可加小磨麻油一瓶，味素少許。可以石斛代茶飲之。

(十三)治高血壓：常吃蒜頭，半年後，血壓可復正常（疑難病癒者經驗談）。

(十四)咽喉腫痛：用大蒜頭一個，稍和食鹽打爛，敷在虎口，男左女右，不多一時即起泡，以銀針挑破，毒水流出，其痛即止。效驗如神（家庭食物療病法）。

(十五)諸物哽喉：以大蒜塞鼻中（飲食譜）。

(十六)陰疽陰毒：以蒜片安瘡頂，艾炷炎之（飲食譜）。

(十七)蛇蠍蜈蚣蛟：杵蒜封之（飲食譜）。

(十八)心腹冷痛虛寒瀉痢：陳年浸醋大蒜，食數顆（飲食譜）。

(十九)百日咳：大蒜一個取頭，搗爛如泥，以六倍沸水冲和，浸漬十小時，再以潔淨紗布絞濾蒜汁，每二小時服汁一次，晚停服，如無併發症，短期即可癒。以蒜加糖製漿飲效亦同（津津有味法）。

㈩化膿性瘡口：大蒜加冷水洗淨，促口癒合。

㈡腹痛：取大蒜根食之（山胞驗方）。

㈢蒜能益人，錯配食亦能殺人，其忌：

(1)過量食，引起貧血。損人目（時珍）。

(2)生蒜合青魚、鯽魚食，令人腹內生瘡、腸中腫，成疝瘕，發黃疾。

(3)多食生蒜行房，損肝失色。凡服一切補藥及地黃牡丹何首烏者忌之。同雞肉令瀉痢，同雞蛋食，令氣促，勿同犬肉食，妊婦食之，令子目疾。

(4)蒜合蜜食，殺人。（元賈銘）多食生痰，助火昏目。

六三鳳梨化痰可治腸癌：患腸癌者，每天吃鳳梨二斤，三個月勿止，可告痊癒（家樑方）。每天吃半個鳳梨，可治氣管炎。有刮脂作用。小姐怕胖者宜多食者飲之最宜（家樑方）。

六四泄瀉不止，中西藥無效者，可用大棗湯治癒。紅棗燉人參食之，甚有補益。以棗養汁，連肉食之，功能補血生血。黑棗浸酒，補血之功最著，神經衰弱患氣血不足而失眠疾者：用大棗十枚，葱白數根，睡前一服如神。凡體虛下血者，以南棗十枚、北芪一錢，煎湯服之。如重者可用北芪二錢、南棗十枚、地榆炭四錢、槐花炭四錢，煎茶常飲，效佳。氣管炎咳嗽，以大棗十公分，桔梗三公分，桑白八公分，麻黃二公分，水六百公撮，煎之一日三服（日人方）。

六五嚴重腎臟炎水腫疾，以烏魚治癒：法以：淡水烏魚一條（有白鱗者重十兩）洗淨，不要剖腹、去腮、刮鱗。先用帶皮大蒜瓣四個由魚口塞入腹中，再用黑礬一塊（如花生米大）繼塞入魚腹（黑礬中藥店售），然後再塞入帶皮大蒜瓣三粒，置瓷碗中（不可用鐵器），不必放油鹽佐料，外圍以水，隔水蒸熟，患者吃食，可先用筷，撥去魚鱗，只吃其肉，每日吃一條。輕者三食而癒。效驗如神（堂義方）。（黑礬卽皂礬）（本方適於腎臟炎水腫，不適於惡性腎臟炎及腎出血）。

六六風痺以鱔魚血治癒：（半身不遂，筋骨疼痛者非中風症，而是風痺）法以鮮活黃鱔一條，（放入水缸內，牠吐去髒物，然後再將牠置於灰土中，使粘液與灰土混合兇滑）置水中，擦尾部，以刀砍斷尾部少許，吮吸生血，每日一次，數日卽癒，效如神。又口眼歪斜者，以黃鱔一條，用刀切斷，上半段，緊按患者對方腮部，如左歪按右腮，勿令血外溢，一時許，歪卽吸正（注意勿使之過度吸向對方歪）。以正而止可也。另少加麝香，以血除之，十分鐘後血乾了，卽感收縮模樣，廿分鐘後，清水洗去，再塗新血，每隔半時塗次，入睡勿洗，日間少言。短時卽癒（方位不可弄錯，歪右塗左）。

又噎膈症難治之疾也，亦卽西醫稱之爲食道癌。法以黃鱔一條，用無灰酒將魚養乾爲度，連皮帶骨，用砂鍋焙爲細末，輕症者二錢五分，重者三錢，以黃調服，三服見效（份量控制，不可多服）五服痊癒。癒後宜淡薄飲食，續吃稀飯。忌雜念氣惱葷腥發物，酒色房勞等特宜愼之。犯則勿救矣（家樑方）。

六七眩暈頭痛者，以鰱治癒：法以大鰱魚頭，再配川芎一二錢，同煎湯食用，卽癒。又大鰱魚頭去腮洗淨，加葱薑，煎成濃湯飲食之，極效。

六八香菇養酒食之，可治婦女頭痛，男亦同癒。（菇毒以銀針鑒別之，毒則變色）遺精及淋濁疾：每早晚以地瓜粉調服，大有奇功。婦經不定，以地瓜饔餐頻服，自定。小兒疳積津液涸乾、瓜粉常服之，則積化疳癒矣。晨起無力，肝臟衰弱之蒙：法以每天一小蝶牛肝，再同吃兩個生蕃茄，久食可保肝臟一生無慮。

六九高血壓食療秘法：方以芹菜二兩，洋葱五片，大蒜頭五瓣，荸薺（連皮）五枚，蕃茄一個。以四碗水煑成一碗，服用之，重者三次，輕者一服痊癒。

七〇病後常食以猪脚或鷄脚同黃酒豆燉湯，可速復元。平常宜食，保健也。駐顏美容，宜飲石斛茶，常吃黃豆粉，有功效。容顏憔悴者，以黃谷八兩，白笈一兩（藥店售）磨粉和勻，作點心食，或調合桃粉，久吃有潤膚駐顏之功。人痘生後生瘡者以黃豆燒黑，研末，以香油調塗癒。以黃豆四兩，赤豆二兩，扁豆二兩，煲湯飲服，一日兩次，可癒脚氣病。常飲黃豆花生湯數月者，可斷根。

七一休息久痢可用白豆腐以醋煎食之卽癒（普濟方）。又燒酒醉死，心頭熱者，用熱豆腐切片，遍貼身，冷換之，甦醒爲止。黃水瘡濕毒難治，法以生豆腐切片，貼患處，乾則易之，七次後，以煅石膏末撒其上，三日後，僅撒石膏末，與汁液凝結成片，剝去再易新者，四、五日即癒矣。

七二眼赤作痛，法以蓮實去皮研末一盞，粳米半升，以水煮粥常服即癒。另蓮藕功效：

(一)老人失眠多夢，神煩亂，遺精屢作，可服黃蓮清心丸，丸以蓮子生地、棗仁茯神、遠志等合之，連服一月，漸癒。婦女患神經性心臟病，有心悸怔忡，心跳心蕩，神志不安，法以蓮子十二粒，去衣除芯，和龍眼肉十顆，杬仁三十顆，酸棗仁三錢，煲糖衣常飲服，宏效。

(二)噤口痢人不能食危險病也。法以鮮藕半斤，鮮荼菔半斤，同煮爛，和以冰糖，連肉作湯，或作茶點飲服，效捷（家櫟方）。又方以鮮蓮肉一兩，黃連五錢，人參五錢，水煎濃，細細與呷，服完思食，便瘥（食療法）。

(三)產後悶亂，血氣上衝，口乾腹痛，用生藕汁三升飲之（梅師方）。

(四)小便熱淋：生藕汁、生地黃汁、葡萄汁，各等分，每服半盞，入蜜溫服（千金方）。

(五)食蟹中毒：以生藕汁飲之（聖惠方）。

(六)鼻中瘜肉：以生藕節連鬚，瓦上焙枯，研末，入吹，其肉漸漸自落。效驗如神（保生錄方）。（如稍加上好氷片，同研細末，治療慢性鼻炎內生瘜如豆粒大，療效甚佳）。

七三足趾鷄眼：法以地骨皮同紅花研細敷之，次日卽癒（神驗方）。

七四風蟲牙痛：以枸杞根白皮，煎醋漱之，蟲卽出，亦可煎水飲之（肘后方）。

七五肺萎咳血：法以蘿蔔和羊肉羹燉頻食甚效。

七六腎虛衰弱，腰脚無力：方以羊肉半斤切細，草菓（卽草豆蔻）一錢去白，高良薑一錢，蓽撥一錢，葱白三莖，以水熬熟，鹽醬熬湯，下麪餜子，作羹食之，將湯澄清，作粥食之亦可。此名「羊肉羹」也。常食甚效。

七七糖尿病良方：以北茵蔯以代茶葉，冲熱滾水，常以飲用，每次不過三錢。效極驗。

又方：用晒乾葫蘆瓢一個，檂生在野中之矮竹一把，砂鍋煎服，二三次見效，續服可斷根，無別作用（神驗方）。

七八水腫病：烏魚一尾，加大蒜頭（連皮）同煎湯，齊食之，卽癒（家㮚方）。

七九葱白搗汁滴鼻，治風鼻塞，急慢鼻粘膜炎，鼻竇炎均有效。一切腫瘍，無名腫毒，以葱白和蜜搗泥，塗患處立瘉。

腸痔有血：以葱白三斤，煑湯熏洗，立效。（外台秘要）

自縊垂死，以葱心刺鼻中，有血出卽甦（本草細目）。

平居寢臥奄忽而死，中惡也，急以葱心黃刺入鼻孔中，男左女右，入七八寸，鼻中血出卽甦。或以葱刺入耳五寸，以鼻中出血卽活也。無血則死矣。（扁鵲秘方也）

八〇小兒無故卒死，以急取葱白納入下部及鼻孔中，氣通或嚏卽活（陳氏驗方）。

八一華陀救卒病方：脫陽危症，凡人大吐泄後，四肢厥冷，或與女子交後方，小腹腎痛，外腎搐縮，冷汗厥出，須臾不治，急以葱白炒熨臍，後以葱白三七莖，擂爛，用酒煑灌之，陽氣卽回。

八二腹皮痲痺不仁者，多煑葱白食之，卽瘉（危氏方）。

又小便閉脹，失治殺人，急以葱白三斤剉炒帕盛三箇，更互熨小腹氣透卽通（本事方）。

又小兒不尿乃胎熱也，以葱白四片，用乳汁半盞同煎片時，分四次服，即通，不飲乳者，服之即飲乳。若臍旁有青黑色及口撮者，難治也（全幼心鑑）。又刀斧破傷，血流不止痛極，急將葱白搗爛，炒熟敷傷處，痛血即止。神效（義性方）

八三以橘治婦女乳癌及一切乳腫痛：法以全橘一只，用瓦二片在炭火上炙之，焦黃後研末，以黃酒吞服，數只即癒。若腐爛潰濃，僅十只，無不痊癒。在炙橘時可多只。但研末時，祇可一枚一枚研（食醫方）。又卒然失聲，以橘片半兩，水煎徐呷即癒（肘后方）。

八四荸薺能解小兒誤吞銅錢，錢入腹內，以生荸薺不拘多少，細細呷之，極效。蓋其具消痰除翳化銅之功也（明汪機方）。其另有功用：

(一)大便下血：荸薺搗汁大半盅，以好酒半杯，空心溫服，三日見效。

(二)利尿消炎：發熱有高燒者，便刺痛不利，用荸薺 糖水飲之，可清除膀胱積熱。

(三)痰壅胸膈：大荸薺四個，海蜇皮一兩，水兩碗，泡湯同飲，有消痰之功，可治淋巴核腫。如加萊菔子三錢，同泡飲服，可促痰由便出。

(四)食積嘔吐：荸薺搾汁一杯，緩飲之癒。

(五)目中起星（卽生翳）：以荸薺搗汁洒紙上，取粉點目，極效。

(六)癬瘡：以荸薺或生薑時擦之癒。

(七)小便不通：以浮小麥一兩，荸薺根一把，煎飲。

(八)小兒出麻疹，爲父母躭心事也，在麻疹期間，用荸薺和胡蘿蔔泡湯，作飲料。在發熱後三天，有兩眼淚水盈眶之情，可用前法作飲。在麻疹將發而未時，應加芫荽少許同泡飲用，能促麻疹透發，小便增加而解熱毒。待疹發後，仍用前法作飲，但須除去芫荽。兩三日後再加茅根、蘆根，同煎飲用，以消散麻毒。麻疹人不免也亂投藥物。險極。此爲兒疹前後之重要安全飲料（家椝方）。爲人長者宜注意焉。

八五 婦產後血虛體弱：每天以首烏二錢，當歸頭一錢，紅棗五個，龍眼肉二十粒，養成糖水，服廿天後，體健如恒。其龍眼肉另有效法：

(一)失眠：以龍眼肉十個，蓮子廿粒，天王補心丹（藥店售）七錢，水一杯，濃燉去渣，睡時頓服。

(二)耗傷腦筋，遇事頭腦脹痛：法以每日廿粒，取肉養汁，分二次飲之。常用確有補養功。

(三)凡衰羸老弱者：以好龍眼肉與砂糖同等分，盛於碗內，如素體多火者再加西洋參片（量加同前），碗口糊以桑皮紙數層，上刺數孔，日日在飯鍋蒸至百日，每以開水　服一匙。力勝參芪，大補血氣。奇妙也（家樑方）。

(四)心悸怔忡，神思煩亂，遇事緊張，或便閉熱重者，以龍眼肉包松子二三粒，揑成球狀，每日吃五粒，不要連吃，隔二三日食一粒。

(五)腦神精衰弱健忘症：以猪腦與胡桃肉龍眼肉同燉，服之卽效。可常服也。

(六)龍眼之核研末（名麗珠散）敷刀刄跌打傷口，立止血定痛，癒後無痕。

(七)狐臭，以果核六枚，同胡椒二七枚研末，汗出擦之，卽效。

(八)用龍眼之核去黑殼一層，炒研極細，每兩加氷片一錢，和勻再研，密貯備用（名金刀獨聖丹），凡遇刀傷，用敷之停痛止血，若髮處傷癒，更能生髮，無疤。

(九)疥瘡，以龍眼核煅存性，麻油調敷即癒，如癬則用米醋擦之。

八六腦漏，以龍眼核入銅爐內燒烟起，將筒熏入患者鼻孔內，數次即癒（按腦漏者乃鼻淵症，實非腦疾）龍眼殼研細，可治湯火傷，焚之辟蛇也（家樑方）。

八七公私勞瘁，精力透支過甚，打針吃補，所費價昂，且後果不良，有一貼補養價廉方，法以：芡實二斤，苡米一斤，紅棗一斤，花生米一斤（均以生的），先將花生米和芡實泡煑，苡米與紅棗後入，煑好，全家食之。自酌分量，以人多寡定，名爲大補湯也（香港名醫存仁方）。又患水腫或下身腫脹無力，就醫者，可以花生、大蒜、甲魚同燉，飲湯食魚，功效甚宏。催乳，以獨用花生米去皮煑成酪汁，兌和米酒飲之，最效。

八八茶治繡球風：方以建紅茶二兩，煎湯洗滌，洗後拭乾水漬，如此三四次獲癒。其另功效：

(一)腰痛難轉：煎茶五合，投醋二合，頓服。

(二)湯火灼傷：以陳茶渣研末，胡麻子油調。敷之。

(三)脚椏濕爛，茶葉嚼爛，敷之有效。

㈣婦女月水不通：用茶葉汁一碗，入炒糖少許服之。

㈤下氣消食，以茶葉作飲，加茱萸、葱、薑良效。

㈥治傷暑：茶葉合醋治泄痢甚效。

㈦茶葉同芎藭葱白煎飲，可止頭痛。

㈧解諸中毒：芽茶白礬等分，研末，冷水調下（家棵方）。

八九驚怖卒死，以溫酒灌之卽醒（本草細目）。產後血悶，清酒一升和生地黃汁煎服（梅師方）。

耳中生粒菌疾：法以燒酒滴入，仰半小時，漸生白腐，以拑去之，漸以腐箝，腐盡爲度。暑天腹瀉、腹痛，以雄黃末二錢，調和高粱酒飲服之，甚效。

嬰兒塗臍下，亦防患病。

九〇栗子與猪肉同泡，或扁豆同煑，杵成湖狀，加糖少許，善治溏瀉（但以便結實停服，免便秘）。如小兒因不消化而患溏泄，畏打針吃藥，則以栗子泡成糖水，內酌加鷄肉金炭（藥店有售），研末放入，每日二杯，三四日便卽復常。

九一每年立冬日起，到立春日止，每日晨冲服一杯蘿蔔汁，全家可免生炎症，防感冒咳嗽亦效。法以前一日以白蘿蔔洗淨，切成方塊條狀均可，用鹽漬醃，貯於瓶中，至翌晨榨汁，汁再以開水冲飲之。復可佐餐（翟艦長方）。蘿蔔另有功效：

(一)失音不語：蘿蔔生搗汁，入薑汁同飲之（普濟方）。

(二)偏正頭痛：以生蘿蔔汁一蜆殼，仰臥，注鼻中，神效也（如宜方）。

(三)糖尿病：生搗汁服之，大有驗也（唐本草）。

(四)湯火傷灼：生蘿蔔搗塗之（聖濟驗錄）。

(五)噤口痢：白蘿蔔汁一大杯，羮至半熟，白密小半杯，服之卽癒。有起死回生之效也（家庭食物方）。

(六)蘿蔔多食動氣，唯生薑可解。

(七)服地黃者同吃蘿蔔時，能白人髮忌之。

九二鼻淵漏膿：法以刀豆（又名挾劍豆，台灣名爲白鳳豆或刀板仁豆）文火焙乾爲末，酒服三錢，重者不過三服卽癒（集驗方）。用根焙末，酒服之。

菱角治癌症，方以：菱角果實五個，煎水服之（日民驗方）。又以菱角果實五個，番杏全草二〇公分，薏苡仁種子二〇公分，牻牛兒苗全草二〇公分，決明子二〇公分，水〇·七竔，日服三次，飯前飲用。治胃癌子宮癌，乃至各種癌症（台灣藥用植物誌）。錄此姑試察之，死馬當活馬醫，設能獲一二之效之驗，乃不負所陳矣。另以一次果實十只，水煎代茶，常飲之（方出同前）。

九三 臼齒腫痛：法以雪梨一只，挖去梨核（不用削皮），內置冰糖　湯飲服，一服見效（家樑方）。

又痰火咳嗽：用梨一只，削尖成蓋，挖去核仁，納川貝粉一錢，少加冰糖，將梨蓋縫上，以隔水燉熟食服之數個卽癒（民間驗方）。又傷風感冒常貽痰喘不止：用川貝二錢，桔梗二錢，杏仁五錢，胖大海一錢，與梨同煎，服之可止。又小兒痰喘：喉頭痰聲咯咯，榨梨汁兩枚，再麻黃一錢半同煮，熟後將麻黃拋棄，以汁飲服之（津津有味談）。

九四 鯉魚催乳：用鯉魚一條，稍加氷糖（他料冤），隔水清蒸食之，爲發乳良劑。以鯉魚泡湯亦可（邦福方）。其另功效：

㈠妊娠感寒：以鯉魚一尾燒灰，酒服方寸七，令汗出（祕錄）。

㈡一切腫毒：已潰未潰者，用鯉魚燒灰，以醋和塗之，癒爲度（外合祕要）。

㈢咳嗽氣喘：以鯉魚一頭，去鱗，紙裹炮熟，去刺研末，同糯米煮粥，空心服之（食療心鏡）。

㈣腎臟炎水腫及妊娠腎臟炎浮腫：大鯉魚一頭，不去鱗，去雜腸，用布拭淨，置大陶罐中，再加赤小豆一杯，加足水量，煮飲其汁（不可用鹽）。（民間驗方）。

㈤孕婦臨盆前，兩三月，常有浮腫之情，以鯉魚一尾，黑大豆一兩，泡濃湯淡飲，小便卽暢，腫脹十之七八消去，餘待產後退盡（津味潭）。

㈥脚氣病者脚部腫脹：用鯉魚赤小豆、花生（連皮）大蒜同燉之連食十天，見效（飲食譜）。

㈦虛腫：由於發熱病後，或多食及常吃化學藥品，會引起此種現象，可以鯉魚一條，黃耆兩錢，粉草　三錢，泡湯飲之。極效。小便中有少量蛋白質亦可癒，此湯必須淡飲（津津有味潭）。

(八)乳汁不通：以鯉魚一頭燒末，每服一錢，調酒服之（產寶方）。

(九)胎動不安及婦人數胎傷下血不止：以鯉魚洗淨，阿膠炒一兩，糯米二合，水二升，入葱、薑、橘皮、鹽各少許，共羹臛食之，五七日卽癒（惠聖方）。

九五蟹治骨節盡脫：以生蟹搗爛，以熱酒傾，連飲數碗，半日內骨內谷谷有聲，卽好。乾蟹燒烟，酒服亦好（唐瑤經驗方）其另有功用：

(一)蟹黃解漆毒，療漆瘡，因其能化漆爲水，故用其塗漆瘡，甚有效也。物性相剋之故，鮮有人知矣。（家樑方）另蟹碎爛，加黃鷄蛋白二個調敷。先煎杉木湯洗，再塗之（奇效）。

(二)吃鯉魚中毒，食蟹卽解（董炳驗方）。

(三)骨折脫臼：鮮大蟹壳一只，研末，和黃酒服之（中國醫學辭典）

(四)碎骨復原：活蟹一隻，搥如泥，加生薑四兩，醋一盅（連糟更妙）老酒一碗（連糟更妙），共搥勻，濾出藥渣，取汁，煎滾飲下後，將藥渣炒熱敷患處扎定。如僅損破骨不斷者，只飲酒汁不敷藥渣。如碎骨者則內服外敷，神效

（藥渣須對時除去，逾時恐生橫骨也）。（少林秘方）

(五)婦人乳癌：以公母蟹各一，陰陽瓦焙研末，陳酒下，一次服完，數次卽消（家庭食物療病法）。

(六)食蟹忌：與柿同食。腸胃不健者。皮癢症者。

(七)食蟹後：吃紅棗解腥。吃糖蜜潤喉。吃薑湯解寒。

九六薑治久患咳噫：生薑汁半合，蜜一匙，煎溫服之，三服癒（外名秘要）。其另功效：

(一)嘔吐不止：生薑二兩，醋醬二合，銀器煎取四合，連渣呷之，又殺腹內長蟲（食醫心鏡）。

(二)牙齒疼痛：老生薑瓦焙，入枯礬末同擦之，有人日夜呻吟，用之卽癒（普濟方）。

(三)滿口爛瘡：生薑自然汁，頻頻漱吐，可末擦之甚效。

(四)喉痺毒氣：生薑二斤擣汁，蜜五合煎勻，每服一合，日五服（喉痺卽喉結核症）。

(五)狂犬傷人：立飲生薑汁卽解（小品方）。

(六)刀斧金瘡：生薑嚼敷勿動，次日卽生肉，甚妙（扶壽方）。

(七)閃拗手足：生薑葱白搗爛，和麪熱敷之（易簡方）。

(八)跌打傷損：薑汁和酒，調生麪貼之（易簡方）。

(九)腋下狐臭：薑汁頻塗，可絕根。

(十)毒蛇咬傷：薑嚼破，敷於患處部，布包紮之（山胞方）。

(十一)猝暈急救：立灌薑汁卽醒（民間驗方）。

(十二)小腸疝氣：鮮生薑汁一茶盅，去渣洗週身汗出，以腎囊（卽睪丸）置碗中薑汁內，囊微感刺痛，卽漸收縮，十餘分鐘後，薑汁被吸無餘，卽癒（療病法）。

(十三)脉溢怪症：毛竅節次出血不止，皮脹如鼓，須更目鼻口被氣脹合，此名脉溢。以生薑自然汁和水，各半盞服之，卽安。（奇疾方）以薑削長二寸，塗鹽納下部立通大便（外台秘要）。

(十四)百蟲入耳：薑汁少許滴之（易簡方）。

九七湯燙火灼：心中煩悶，速以白砂糖熱水調服，以免火攻於心。再以糯米淘水去米，取汁加眞麻油一碗，用筷子順攪一千下，（切莫少攪）可以挑起成絲者好，用舊筆蘸油搽上，立卽止痛，癒後無疤，神效無比（民間驗方）。

下痢噤口疾：沙糖半斤，烏梅一個，水二盅，時時飲之（摘玄方）。鯁在喉部，可以餳糖解之（文昌雜錄）。

九八血痢不止：白鹽包紙燒研，調粥吃，三四次卽止也（救急方）。

(一)蜈蚣咬人：嚼鹽塗之，或鹽湯浸之妙（梅師方）。

(二)蚯蚓咬毒：形如大風（按大風卽痳瘋），眉鬚皆落。惟濃煎鹽湯浸身數遍卽癒（經驗方）。

(三)預防脚病：常以鹽擢足，永無脚氣（卽香港脚）。

(四)誤服毒藥毒物：以鹽一大匙，冲溫水服之，卽吐（家庭必備方）。

(五)腦震盪：人禍福無常，如遭此禍，救之在急，平臥頭高，冷水敷頭，熱水敷四肢，給患者喝鹽溶劑甚效。劑法：一茶匙食鹽，中匙蘇打，和一茶匙氷水混飲之，大有功效。醒後多養龍眼湯吃（家樑方）。

(六)蒂丁下垂：卽喉間小舌下垂，用筷蘸鹽頭塗，卽復。

九九 蜜治產後口渴：用煉過蜜，不計多少，以水調服，卽止（產書）。

(一)難產橫生：蜂蜜眞麻油各半碗，減半服之下（海上方）。

(二)誤呑銅錢：煉蜂蜜服二升，可出矣（葛氏方）。

(三)諸魚骨鯁：以好蜜稍稍服之（葛氏方）。

(四)少年白髮：拔白，以白蜜塗毛孔，卽生黑髮，如不生，取梧桐子搗汁塗之必生（梅師方）。

(五)湯火傷：蜜同薤白搗汁之，卽時止痛（時珍方）。

(六)蜜蜂刺傷：以蜂蜜敷傷處，卽癒（民間驗方）。

(七)誤呑螞黃：（卽水蛭）用蜜蜂食之，卽化水（物性相尅）。

(八)乾咳聲啞：常以蜜飲用，防喉破損。再以蜜合胖大海、玉蝴蝶、淨蟬衣、冬瓜子，各二錢，同泡飲用，可復。

(九)小便不通：葱莖四兩，搗泥以蜜和，用紗布敷臍週圍，數小時後，小便卽下。大小皆可。防水酸中毒（飲食譜）。忌蜜與生葱鮮蒿苣同食。

一〇〇疔腫垂死：以菊花一把，搗汁一升，入口卽活。神驗方也，冬月採根（附後方）。

女人陰腫：甘菊苗搗爛煎湯，先熏後洗（危氏效方）。

一〇一黃疸：內服大量醋梨卽癒（江卿方）黃疸變黑症危者：以黃瓜搗汁空心服之（堯臣方）。

一〇二大便秘結：好糖醋二兩，服之通矣。

一〇二輸尿管結石：化石草煎成湯汁，滲合紅糖，飲之。卽癒（張放驗方）。

一〇三食療特效方：（董景昌秘方）

(一)閃腰岔氣：西瓜皮焙乾研末黃酒冲飲之汗出卽癒。

(二)婦女經多及血崩：絲瓜半斤，白糖一兩，煎水服之癒。

(三)白眼球瘀血，肺出血，胃出血，大腸出血，痔血及婦女血崩：萬點金（又名紅花蝨母珠）半斤，加豬肉半斤燉服之。

(四)女人血淋，男人小便多：車前草五錢，氷糖一兩煎服之。

(五)痰迷心竅：青皮鴨蛋二枚，醋二兩，白糖二兩，香油二兩，共煎服之。

(六)急性盲腸炎、子宮炎：白花草一斤，加紅糖煎服之，一日之內癒。
(七)血栓性高血壓：藤根每用三兩，以三碗水煎成兩碗服之。特效。
(八)中耳炎：石榴花瓦上焙乾研末，吹入耳中，特效。又手足指（趾）甲，焙研末，加枯礬三錢，吹入耳中，特效。
(九)凍瘡：茄子葉煎水洗之特效。
(十)疝氣：苦葫蘆（小者）焙乾研末，黃酒飲之出汗，特效。
(十一)風濕病：黃瓜初萌如指大時，用大肚小口瓶子罩上，讓其長入瓶內，成熟後摘取泡酒飲之，特效也。
(十二)繡球風：防風三錢，荊芥二錢，甘草錢半，艾葉三錢，雄黃二錢，煎水洗之，極效。
(十三)肝氣胸痛：陳皮二兩，白糖一兩，煎服之。
(十四)鷄爪瘋，瘋犬病：公鷄爪七個，焙乾研末，浸酒服之，服後汗出卽癒。
(十五)防犬毒內浸：百草霜、土鱉蟲、奶汁、鼻涕混合敷於瘋犬所傷之處。
(十六)小兒頭瘡：錦蛇研粉，每服一錢卽癒。成人患花柳病，每服三錢，服至兩半卽癒。

(十七)痲瘋病：百花蛇研粉，每服三錢，半斤癒之。

(十八)痢疾：鷄脚草全棵煎洗膝蓋以下，特效。

(十九)腹病：生薑一兩，搗爛加紅糖一兩浸水服之。

(二十)婦人（五十歲以上者）寒性血崩：每服白芷粉五錢，二日痊癒。

(二一)心臟病：香瓜小者（愈苦者），白糖煎水服之。

心臟病土白菜每日半斤當菜食。血管硬化性之心臟病所引起之心跳。

心臟病猪心一個，硃砂三分，剖開猪心入硃砂蒸服之，三個卽痊癒。

(二二)口乾及腎氣不足：猪腰一個，生薑兩片，切絲煎服之。

(二三)腎虧：鯽魚七個，四兩黑豆，煎服之。

(二四)肺出血、胸悶、胸痛：空心菜根搗爛，燉瘦猪肉食之。

(二五)眼睛發乾：菠菜養猪板油食之。

(二六)肝氣不足：肝虛、腹部腫脹及肺虛：牛肉養大蒜食之。

(二七)肝硬化：白蘿蔔一斤，綠豆半斤，燉食之。又鯽魚半斤，金釵石斛二兩燉食之。

(三八)惡毒疔瘡：長桿烟斗中之烟油敷之特效。

(三九)腹痛、痧症：長桿烟斗之烟油，混水服之，極效。

一〇四治癌驗方：用癩蝦蟆切研，拌粗高粱（或帶皮粗糧食）喂小鷄，鷄吃後，漸退毛，毛退後，將此鷄蒸食，約吃廿隻，可癒（神驗）。注意：此方治癌有特效，小鷄或老母鷄均可，先將鷄養生籠內，先餓一天，再喂之，但不讓病人知道，可將鷄湯給病人吃（僅喝湯即可）據張家樑先生所知，以此方治好多位患乳癌及子宮癌的婦女。但癒後應戒殺生及放生，多行善積德以養年。

一〇五精力素蛋酒：法以燒酒五合，鷄蛋七個，白糖一杯。蛋破入碗加糖，攪拌爲泥（盡力攪），與酒混合，於瓶內，密封，放在沒陽光下，每天搖動一次，三天可飲，七天更好，男女皆可飲，每晨一杯，精力無比。又名強壯劑，或強精劑。如把八個鴨蛋放啤酒攪拌飲之，一人服用，精力無比。常用之實屬食養秘訣也。另法以蛋黃與糖拌泥與酒合之，立可飲用，效亦強玄陽子曰常云：食補足以養生，可另需藥物以濟乎？

素子曰：身者食之器也，食以養生，千古至理，如濟以價廉滋補之藥物，以供粥食之，其較近世所謂維生素強之多矣。方有單味粥與複方粥之別，其單者乃一種之藥物也，而複者乃二種以上以與米共煮之食，其效更高，茲陳於后：

一何首烏不老粥：以何首烏五公分，切碎，與米煮之食。爲強壯精力，常保長春，延年益壽之粥也。

二淫羊藿，健腦，強精粥：以淫羊藿五公分，切極碎，置入紗布袋內與米共煮之食。另以覆盆子三公分。與淫羊藿同裝入紗布裝內與米共煮食之。其效更強。

三麥門各，強心、明目、壯力粥：以麥門冬大粒除芯十公分，切薄片，與米共煮食之。另以地骨皮五公分，切碎，裝入紗布袋內，及麥門多切薄片與米共煮食之。其效更高。

四柏子仁，消除疲勞，預防精力衰弱粥：以柏子仁五公分，搗碎，裝入紗布袋內，與米共煮食之。吃時少加鹽，味更美。又粥內加豬、牛肝或鷄雜及蔬菜，煮成菜粥，滋味尤佳。療效更好。如以地黃五公分，切碎，與柏子仁合煮人食之。效極強。

五海松子，增強氣力、精力、美肌、淨血、黑髮防老粥：以海松子十公分，破殼取其核再擊碎之，裝入紗布袋內與米共煮食之。另以柏子仁三公分不必搗碎與海松子十公分及米煮食之。效更強。

六肉蓯蓉．強精、治遺精、療陰痿、鎮痛、淨血粥：以肉蓯蓉十公分，弄碎，裝入紗布袋內與米共煮食之。另以五味子三公分與前者共裝入袋內與米共煮食之。效極強。

七川芎，補血、安神、強精、增視力、治頭痛粥：以川芎三公分，切碎，裝入紗布袋內，與米共煮食之。另以酸棗仁三公分，搗碎，與川芎同裝入袋內，與米煮之食。效尤強。

八山藥，強壯、不老、鎮靜、神經、消體諸毒，去熱粥：以山藥十公分，弄碎，與前藥及米共煮食之。效甚強。有回春之力。

九茯苓，強心、強精、暈眩、消腫粥：以茯苓五公分，弄碎，與米共煮食之。另仙茅三公分，切碎，裝入紗布袋內，再與前藥及米共煮食之。效極強。有健腦、美容，增強視力之效。

一〇人參鬚，強精、壯體、回春，復活性力，促進消化粥：以人參鬚五公分，切碎，與米共食之。另以山藥十公分，弄碎，與前藥及米共食之。效強大。有防老之效。

一一枸杞子，強精、回春、強肺粥：以枸杞子十公分（泡二—三時）與米共羮食之。另以茯苓五公分，切碎，與前藥及米共羮食之。效尤強。

一二薏似仁，美肌、滋養、強壯、去熱、神經痛粥：以薏似仁十公分（泡一—二時）與米共羮食之。另以天門冬八公分，切碎，與前藥及米共羮食之。極效

一三胡桃仁，壯精力、滋虛、消疲、鎮咳、黑髮、美容粥：以胡桃仁十公分，壓碎，與米共羮食之。另以茯苓五公分，切碎，與前藥及米共羮食之。效強大

一四當歸，造血、調經、強精、安神、淨血、排膿、暖身粥：以當歸十公分，切碎，裝入紗布袋內（女性用紅仁花三公分不用切碎），與米共羮食之。效強大。

一五石斛，美聲、強精力、健胃、治盜汗、療陰痿粥：以石斛五公分，切碎，裝

入紗布袋內，與米共養食之。另以枸杞子五公分（泡二—三時），與前藥及米共養食之。功效極高。

一六覆盆子，青春，美肌、強精、消疲、抗老、解熱、強肝、腎粥：以覆盆子八公分，擊碎，裝入紗布袋內（泡三十分鐘），與米共養食之。另以菟絲子三公分，與前藥及米共養食之。效益佳。

一七黃精，補虛、美肌、病體恢復、防老、降血壓、安眠粥：以黃精十公分，切碎，與米共養食之。另以肉蓯蓉五公分，切碎，裝入紗布袋內，與前藥及米共養食之。效尤增。

一八女貞子，防老、旺精、強體、振衰、強性、增筋骨粥：以女貞子五公分，水凈，裝入紗布袋內，與米共養食之。藥極強，勿須他藥配之。

一九芡實，青春活力、防老、強體、增視、調血壓、健胃、利尿、鎮痛粥：以芡實十公分，擊碎（泡一時），與米共養食之。另以茯苓五公分，弄碎。大棗三個（泡一時），切開，與前藥及米共養食之。效極強。

二〇地黃，補血、淨血、強壯、止喀血、及子宮血粥：以乾地黃十公分，切極碎

，與米共煮食之。另以天門冬五公分，切碎，與前藥及米共煮食之。效偉大

二一大棗，滋補、長壽、防老、鎮靜神經、治疼痛粥：以大棗十五公分（泡一時），切開，與米共煮食之。另以蛇床子二公分，裝入紗布袋內，與前藥及米共煮食之。效強大，可增夫婦幸福。

二二青箱子，明目、強肝、健腦、調機能、強精、淨血、消疲粥：以青箱子五公分，裝入紗布袋內（泡一—二時），與米共煮食之。另以枸杞子五公分，裝入紗布袋內，與前藥及米共煮食之。效甚強。

二三菟絲子，美容、強精、遺精、陰痿、美肌、腰痛、性冷感粥：以菟絲子五公分，裝入紗布袋內（泡一—二時），與米共煮食之。另以茯苓五公分，弄碎（或山藥五公分，弄碎），與前藥及米共煮食之。有回春之效。

二四蓮肉，女性滋補、強壯、復衰、性強、防老、轉強、嘔吐、淨血粥：以蓮肉五公分（泡一—二時）剝皮，橫切片，與米共煮食之。效極強。女性宜常食之。

二五黃耆，強心、降血壓、美肌、強壯、去胎毒、淨血、利尿、盜汗粥：以黃耆

三公分，切碎，裝入紗布袋內，與米共煮食之，另以天門冬五公分，切碎，與前藥共煮食之。效特強（熱吃）。

二六天門冬，美肌、強精、防老、鎮咳、淨血、解毒、解熱粥：以天門冬八公分，切碎，與米共煮食之。另以旋花二公分，裝入紗布袋內，與前藥及米共煮食之。效極顯。

注：此係以個人所食之量，通常用米約一一〇西西左右，視其食之多寡而定之。前項之藥係單味粥所用。如另以其他之藥配之則爲複方粥也，兩者齊用，效更強大，視情形而定之也。併粥食之，絕無別作用可言，國藥之貴在乎此。

玄陽子曰：藥酒足以補身、健腦、強精、益氣，有滋養之效，其配藥物爲何？子能言之乎？

素子曰：夫酒之於人，少者益，多者損，如配以藥物飲之，有提神強精，健壯，活血之力，其宏效大矣哉，滋陳之於后：

一羊腎酒有種子，延齡、烏鬚髮、強筋骨、壯氣血、添精補髓之功，法以：淫羊藿、仙茅、羊腎、蒺藜、苡仁等浸酒飲之，服後數月，不良於行者，可以健步行之，至老不衰（李望秘方刊布）。

二蒜酒有健胃、振衰、助消化強身，治結結核之功：法以蒜頭若干，剖開放入蒸氣皿內蒸至廿分鐘後，浸酒（三六〇西西）存一個月，臭少，一年味全無。飲食取酒一匙與濃縮農汁（市有售）一杯（三〇西西）混合飲之。如在夏天可加冰塊更清涼爽口矣（日人方）。

三松葉酒有治疹病、神精痛等宏效：法以取松葉嫩部洗淨，採用綠葉，浸在五倍之白酒中即可飲用，如加果汁味更好（日人方）。

四中老年人強精活血補氣酒，方以：巴參、牛七、甘杞、熟地、生地、鹿茸，泡高粱酒一月後，早晚一小杯（曾又新方）。

五風濕藥酒神效方：上肉桂、北薏米、淮牛膝、生牡蠣、撫川芎、川續斷、厚杜仲、巴戟天、潞黨參、炙虎骨、炒白芍、嫩桂枝、生黃耆、破故紙、淨芡實、淮山藥、菟絲子、彩龍骨、大金英、軟黃精、熟地黃、川牛膝、山萸肉，以上各兩錢。西當歸五錢。甘杞子、遠志肉、馬蓯蓉、益智仁，以上各一錢半。炙甘草、多蟲夏草、高麗參，以上各一錢（有汗另加浮小麥三錢）。各藥以高粱酒三斤浸泡一週後，卽可飲用，如時間愈久，當更佳也。每日早晚飲一杯，新舊患者無不癒耳。凡患斯疾，或有腰背痛者，儘可如法泡製，當有奇驗。千金難尋矣（秘方）。

六五勞七傷，陰痿不起、小便餘瀝、腰背痛冷奇效方：鹿角、柏子仁、菟絲子、蛇床子、車前子、遠志、五味子、蓯蓉，以上各八分，搗爲散，每食後服五分

七強陽治痿方：合桃肉、銷陽、故紙各一兩，麗參五錢、杜仲二兩、丁香三錢、巴戟五錢、黃精一兩、鹿茸五錢、蠶蛾二兩。共研末，另以狗鞭十二只，先以蛇床子一兩，水二碗半，煎成濃汁。狗鞭炙透研末，煉密爲丸，丸二錢，早晚各服一丸，效強矣。

生育男法

婦人懷孕前後，以雄黃粉二兩，裝入紅綢統形布袋內，固定於一點，繞孕婦「肚臟」一週圍，至臨盆除之。信而有徵，欲得男者，何妨一試。

黃石公素書

素書之秘世少傳；
人能寶之以養生。
多究書中玄妙理；
創業立功命不窮。

序

韓振芳

素書，乃秦之隱士黃石公於圯橋之上以授張良者也。世人多以韜略爲揣之誤耳。而子房歿，斯書卽隨其身以葬之。其後五百年世之絕矣。迨晉亂有妄人盜其塚於玉枕中獲書復始流於世也。書凡千三百三十六字，字字珠璣，上有秘戒，不得傳於不肖之人，若非賢者，必受其殃。噫！其愼重如斯，此老人之所以獨授子房可明之矣。蓋書中之語，言簡意賅，雖古之帝而聖者，如堯、舜、禹文以及周公、孔老亦難出其右也。子房用之，亡秦滅楚，謀削群雄，以成漢業，此書之所賜耳。帝業既成，乃擇地而從赤松子去矣。功成而身退，養生之道也。每以吾人讀史記留侯世家至圯上老人授書一節，竊嘗以未見其書爲憾耳。今如世人普得其書，審究其理，雖不爲帝王師，但以之爲修身養性之本，豈不樂乎哉。而書中所言，概關乎道德禮義之玄奥，爲人處世、修身、治家、理國之張本，非孫武所奉吳王闔閭之兵法也。故子房用此書而佐劉邦以定天下，老人所謂可爲王者師，誠非虛語也。書云：悲莫悲於精散，苦莫苦於多願，病莫病於無常，敗莫敗於多私，用之於養生，則爲至寶之論矣。

黃石公素書

第一、原始章

言道不可以無始

夫道德仁義禮五者一體也。

離而用之則有五，合而渾之則爲一，一所以貫五，五所以衍一。

道者人之所蹈，使萬物不知其所由。

道之衣被萬物廣矣，大矣。一動、一息、一語默、一出處、一飲食，大而八紘之表，小而芒芥之內，何適而非道也。仁不足以名，故仁者見之謂之仁。智者不足以盡，故智者見之謂之智。百姓不足以見，故日用而不知也。

德者人之所得，使萬物各得其所欲。

有求之謂欲，欲而不得，非德之至也。求於規矩者，得方圓而已矣。求於權衡者，得輕重而已矣。求於德者無所欲而不得，君臣父子得之，以爲君臣父子。昆蟲草木得之，以爲昆蟲草木。大，得以成大；小，得以成小，邇之一身，遠之萬物，無所欲而不得也。

仁者人之所親，有慈惠惻隱之心，以遂其生成。

仁之爲本，如天，天無不覆。如海，海無不容。如雨露，雨露無不潤。慈惠惻隱，所以用仁者也。非親於天下，而天下自親之。無一夫不獲其所，無一物不獲其生。書曰：鳥獸魚鼈咸若。詩曰：敦彼行葦，牛羊勿踐履，其仁之至也。

義者人之所宜。賞善，罰惡，以立功立事。

理之所在，謂之義。順理而決斷，所以行義。賞罰、善惡，義之理也。立功立事義之斷也。

禮者人之所履，夙興夜寐，以成人倫之序。

禮，履也。朝夕之所履，踐而不失其序者，皆禮也。言動視聽造次必於是，放僻邪侈，從何生乎。

夫欲爲人之本，不可無一焉。

老子曰：失道而後德失。德而後仁失。仁而後義失。義而後禮失者，散也。道散而爲德。德散而爲仁。仁散而爲義。義散而爲禮。五者未嘗不相爲用。而要其不散者，道妙而已。老子言其體。故曰：忠信之薄，而亂之首。黃石公言其用。故曰：不可無一焉。

賢人君子，明於盛衰之道，通乎成敗之數，審乎治亂之勢，達乎去就之理。

盛衰有道，成敗有數，治亂有勢，去就有理。

故：潛居抱道，以待其時。

道猶舟也。時猶水也。有舟楫之利，而無江河以行之，亦莫見其涉利也。

若時至而行，則能極人臣之位，得機而動，則能成絕代之功。如其不遇，沒身而已

養之有素，及時而動，機不容髮，豈容擬議者哉。

是以其道，足高而名重於後代。

道高則名隨於後而重矣。

第二、正道章　言道不可以非正

德足以懷遠。

懷者，中心悅而誠服之謂也。

信足以一異，義足以得衆。

有行有爲而衆人宜之，則得乎衆人矣。

才足以鑒古，明足以照下此人之俊也，行足以爲儀表，智足以決嫌疑。

嫌疑之際，非智不決。

信可以使守約，廉可以使分財，此人之豪也，守職而不廢。

孔子爲委吏乘田之職是也。

處義而不回。

迫於利害之際，而確然守義者，此不回也。

見嫌而不苟免。

周公不嫌於居攝，召公則有所嫌也。孔子不嫌於見南子，子路則有所嫌也。居嫌而不苟免，其惟至明乎。

見利而不苟得，此人之傑也。

俊者峻於人，豪者高於人，傑者桀於人。有德、有信、有義、有才、有明者，俊之事也。有行、有智、有信、有廉者，豪之事也。至於傑則才行不足以明之矣。然傑勝於豪，豪勝於俊也。

第三、求人之志章

言志不可以妄求

絕嗜禁慾，所以除累。

人性清淨，本無繫累，嗜慾所牽，捨己逐物。

抑非損惡，所以禳過。

禳猶祈禳而去之也，非至於無。抑惡至於無損，過可以無禳也。

貶酒闕色，所以無污。

色敗精，精耗則害神，酒敗神，神傷則害精。

高行微言，所以修身。

行欲高而不屈，言欲微而不彰。

恭儉謙約，所以自守。深計遠慮，所以不窮。

管仲之計，可謂能九合，諸侯矣，而窮於王道商鞅之計，可謂能強國矣。而窮於仁義。弘羊之計，可謂能聚財矣，而窮於養民，凡有窮者，俱非計也。

親仁友直，所以扶顛。

聞譽而喜者，不可以友直。

近恕篤行，所以接人。

極高明而道中庸，聖賢之所以接人也。高明者，聖賢之所獨。中庸者，衆人之所同也。

任材使能，所以濟務。

應變之謂材，可用之謂能。材者任之，而不可使。能者使之，而不可任，此用人之術也。

癉惡斥讒，所以止亂。

讒言惡行，亂之根也。

推古驗今，所以不惑。

用古人之迹，推古人之心，以驗方今之事，豈有惑之。

先揆後度，所以應卒。

執一尺之度，而天下之長短，盡在是矣。倉卒事物之來，而應之無窮者，揆度有數也。

設變致權，所以解結。

有正、有變、有權、有經，方其正。有所不能，行則變，而歸之於正也。方其經，有所不能。用則權，而歸之於經也。

括囊順會，所以無咎。

君子語默，以時出處，以道括囊，而不見其美，順會而不發其機，所以免咎。

橛橛梗梗，所以立功，孜孜淑淑，所以保終。

橛橛者，有所恃而不可搖。梗梗者，有所立，而不可撓。孜孜者，勤之又勤。涉淑者，善之又善。立功，莫如有守。保終，莫如無過。

第四、本德宗道章　言本宗不可以離道德

夫志心篤行之術，長莫長於博謀。

謀之欲博。

安莫安於忍辱。

至道曠夷，何辱之有。

先莫先於修德。

外以成物，內以成己，修德也。

樂莫樂於好施，神莫神於至誠。

無所不通之謂神，人之神與天地參，而不神於天地者，以其不至誠也。

明莫明於禮物。

記云：清明在躬。志氣如神，如是則萬物之來，豈能逃吾之照乎。

吉莫吉於知足。

知足之吉，吉之又吉。

苦莫苦於多願。

聖人之道，泊然無欲，其於物也，來則應之，去則已之。未嘗有願也。古之多願者，莫如秦皇漢武，則國願富，兵則願強，功則願高，名則願貴，宮室則願華麗，姬嬪則願美艷，四夷則願服，神仙則願致。然而國愈貧，兵愈弱，功愈卑，名愈鈍，卒至於所求不獲，而遺狼狽者，多願之所苦也。夫治國者，不可多願，至於常人養生之方，所守其可以不約乎。

悲莫悲於精散。

道之所生之謂一。純一之謂精。精之所發之謂神。其潛於無也；則無生無死、無先無後、無陰無陽、無動無靜，其含於神也。則爲明爲哲、爲知爲識、血氣之品，無不享受。正用之則，聚而不散；邪用之則，散而不聚。目淫於色，則精散於色矣。耳淫於聲，則精散於聲矣。口淫於味，則精散於味矣。鼻淫於臭，則精散於臭矣。散之不已，其能久乎。

病莫病於無常。

天地所以能長久者，以其有常也。人而無常，其不病乎。

短莫短於苟得。

以不義得之，必以不義失之，未有苟得，而能長也。

幽莫幽於貪鄙。

以身徇物，闇莫甚焉。

孤莫孤於自恃。

桀紂自恃其才，智仁恃其強，項羽恃其勇，高莽自恃其智，元載盧杞自恃其狡，自恃則氣驕於外，而善不入，耳不聞善，則孤而無助，及其敗，天下爭從而亡之。吾人養生，有不戒乎。

危莫危於任疑。

漢疑韓信而任之，而信幾叛，唐疑李懷光而任之，而懷光遂逆。

敗莫敗於多私。

賞不以功，罰不以罪，喜佞惡直，黨親遠疏，小則結匹夫之怨，大則激天下之怒，此私之所敗也。吾人理事，何不明乎。

第五、遵義章

言遵而行之者義也

以明示下者闇。

聖賢之道，內明外晦，惟不足於明者。以明示下，乃其所以闇也。知者，可以養生也。

有過不知者蔽。

聖人無過，可知賢人之過，迷形而悟，有過不知，其愚蔽甚矣。

迷而不返者惑。

迷於酒者，不知其伐吾性也。迷於色者，不知其伐吾命也。迷於利者，不知其伐吾志也。人本無迷，惑者，自迷之也。爲養生至道之論矣。

以言取怨者禍。

行而言之，利機在吾，而禍在人。言而不行，則機在人，而禍在我。養生哲也。

令與心乖者廢。

心以出令，令以行心。

後令謬前者毀。

號令不一，心無信之，而自毀棄矣。

怒而無威者犯。

文王不大聲以色，四國畏之。孔子不怒而民威於鐵鉞，統御者戒之。

好直辱人者殃。

己欲沽直名，而置人於有過之地，取殃之道也。

戮辱所任者危。

人之云亡，危亦隨之。

慢其所敬者凶。

以長幼而言，則齒也。以官祿而言，則爵也。以賢愚而言，則德也。三者可敬，而外敬則齒也、爵也，內敬則德也。

貌合心離者孤，親讒遠忠者亡。

讒者善揣摩人主之意而中之，忠者惟逆人主之過而諫之。合意者多悅，逆意者多怒。此子胥殺而吳亡，屈原放而楚亡也。

近色遠賢者惛，女謁公行者亂。

太平公主韋庶人之禍者是也。

私人以官者浮。

淺浮者不足以勝名器，如牛仙客爲宰相之類是也。

凌下取勝者侵，名不勝實者耗。

陸贄曰：名近於虛，於敎爲重，利近於實，於義爲輕，然則實者，所以致名；名者，所以符實，相副則不耗匱也。

略己而不責人者，不治。自厚，而薄人者，棄。

聖人常善救人，而無棄人。常善救物，而無棄物。自厚者，自滿也。非仲尼所謂躬自厚之厚也。自厚而薄人，則人將棄廢矣。

以過棄功者，損。辟下外異者，淪。

措置失宜，群情隔塞，阿諛並進，私徇幷行，人人異心，求不淪亡，不可得也。

旣用不任者疎。

用賢不任，則失士心。此管仲所謂害霸也。

行賞吝色者沮。

色有靳吝，有功則沮，項羽之刓印是也。

多許少與者怨。

失其本望也。

旣迎而拒者乖。

劉璋迎劉備而反拒之是也。

薄施厚望者，不報。

天地不仁，以萬物爲芻狗。聖人不仁，以百姓爲芻狗。覆之載之、含之育之，豈責其報也。

貴而忘賤者，不久。

道足於已者，貴賤不足以爲榮辱。貴亦固有，賤亦固有，唯小人驟而處貴，則忘其賤，此所以不久也。是故爲官之人，不足法也。養生之士，不足取也。

念舊怨，而棄新功者，凶。

切齒於睚眦之怨，眷眷於一飯之恩者，匹夫之量，有志於天下者，雖仇必用以其才也。雖怨必錄以其功也。漢高祖侯雍齒之功也。唐太宗相魏鄭公用才也。

用人不得正者殆，強用人者，不畜。

曹操強用關羽，終向歸劉備，此不畜也。

爲人擇官者，亂。失其所強者，弱。

有以德強者，有以人強者，有以勢強者，有以兵強者。堯舜有德而強。桀紂無德而弱。湯武得人而強。幽厲失人而弱。周得諸侯之勢而強。失諸侯之勢而弱。唐得府兵而強。失府兵而弱。其於人也，善爲強，惡爲弱。其於身也，性爲強，情爲弱。

決策於不仁者，險。

不仁之人，幸災樂禍。

陰計外泄者敗。厚斂薄施者凋。

凋，削也。文中子曰：多斂之人，其財必削。

戰士貧游，士富者衰。

游士鼓其頰舌，惟幸烟塵之會。戰士奮其死力，專捍疆場之虞。富彼貧此，兵勢衰矣。

貨賂公行者昧。

私昧公曲，昧直也。

聞善忽略，記過不忘者，暴。

暴則生怨。

所任不可信，所信不可任者，濁。

濁溷也。

牧人以德者，集。繩人以刑者，散。

刑者原於道德之義，而怨在其中，是以先王以刑輔德，而非專用刑者也。故曰：牧之以德，則集。繩之以刑，則散也。

小功不賞，則大功不立。小怨不赦，則大怨必生。賞不服人，罰不甘心者，叛。

人心不服，則叛也。

賞及無功，罰及無罪者，酷。

非所宜加者，酷也。

聽讒而美，聞諫而仇者，亡。能有其有者，安。貪人之有者，殘。

有吾之有，則心逸，而身安。

第六、安禮章

言安而履之之謂禮

怨在不捨小過，患在不預定謀，福在積善，禍在積惡。

善積則致於福。惡積則致於禍。無善惡則亦無禍福矣。

飢在賤農，寒在惰織，安在得人，危在失事，富在迎來。

唐堯之節儉，李悝之盡地利，勾踐之十年生聚，漢之平準，皆所以迎來之術也。

貧在棄時，上無常躁，下無疑心。

躁動無常，喜怒不節，群情猜疑，莫能自安。

輕上生罪，侮下無親。

輕上無禮，侮下無恩。

近臣不重，遠臣輕之。

淮南王曰：去平津侯，如發蒙耳。

自疑不信人。

暗也。

自信不疑人。

明也。

枉士無正友。

李逢吉之友，則入關六十六子之徒，是也。

曲上無直下。

元帝之臣，則弘恭石顯是也。

危國無賢人，亂政無善人。

非無賢人善人，不能用故也。

愛人深者，求賢急，樂得賢者，養人厚。

人不能自愛，待賢而愛之。人不能自養，待賢而養之。

國將霸者。士皆歸。

趙殺鳴犢，故夫子臨河而返。

邦將亡者，賢先避。

微子去商，仲尼去魯，是也。

地薄者，大物不產。水淺者，大魚不遊。樹禿者，禽不棲。林疎者，大獸不居。

此四者以明，人之淺則無道德。國之淺，則無忠賢也。

山峭者，崩。澤滿者，溢。

此二者明，過高過滿，二戒也。

棄玉取石者，盲。

有目與無目者同。

羊質虎皮者，辱。

有表無裏，與無表同。

衣不舉領者，倒。

當上而下。

走不視地，顚。

當下而上。

柱弱者，屋壞。輔弱者，國傾。

才不勝任謂之弱。

足寒傷心，人怨傷國。

夫冲和之氣生於足，而流於四肢，而心爲之。君氣和，則天君樂，氣乖，則天君傷矣。

山將崩者，下先隳。國將衰者，人先弊。

自古及今，生齒富庶。人民康樂，而國衰者，未之有也。

根枯枝朽，人困國殘。

長城之役，興，而秦殘。汴渠之役興，而隋殘。

與覆車同軌者，傾。與亡國同事者，滅。

漢武欲爲，秦皇之事。幾至於傾，而能終者，末年哀痛自悔也。桀紂以女色亡國，而幽王褒似同之。漢之閹宦亡，而唐之中尉同之。

見已生者，愼將生，惡其跡者，須避之。

已生者見而去之也。將生者，愼而弭之也。惡其跡者，急履而惡路。不若廢履而無行。妄動而惡知，不若絀心而無動。

畏危者，安。畏亡者，存。夫人之所行，有道，則吉。無道，則凶。吉者，百福所歸。凶者，百禍所攻。非其神聖，自然所鍾。

有道者，非以求福，而福自歸之。無道者，畏禍愈甚，而禍愈攻之。豈有神聖爲之主宰，乃自然之理也。

務善策者，無惡事。無遠慮者，有近憂。同志相得。
舜則八元、八凱，則伊尹、孔子，則顏回是也。
同仁相憂。
文王以閎散、微子之父師、少師。周旦之召公。管仲之鮑叔是也。
同惡相黨
商紂之臣，億萬，盜蹠之徒，九千是也。
同愛相求。
愛財，則聚斂之士求之。愛武，則談兵之士求之。愛勇，則樂傷之士求之。愛仙，則方術之士求之。愛符瑞，則驕誣之士求之。幾有所愛，皆情之偏，性之蔽也
同美相妬。
女則，武后韋庶人，蕭良娣是也。男則，趙高，李斯是也。
同惜相謀。
劉備曹操，翟讓，李密是也。
同貴相害。

勢將軋也。

同利相忌。

害相刑也。

同聲相應，同氣相感。

五行五氣五聲，散於萬物，自然相感應也。

同類相依，同義相親，同難相濟。

六國合縱而拒秦，諸葛通吳以敵魏，非有仁義存焉，特同難也。

同道相成。

漢承秦後，海內凋弊，蕭何以清淨涵養之。何將亡，念諸將俱喜功好動，不足以知治道。時曹參在齊嘗治，蓋攻黃老之術。不務生事，故引參以代相。

同藝相規。

李醯之賊，扁鵲逢蒙之惡，后羿是也。規者，非之也。

同巧相勝。

公輸九攻，墨子九拒是也。

此乃數之所得，不可與理違。

自同志下，皆所行，所可預知。智者知其如此，順理則行之，逆理則違之。

釋己而教人者，逆。正己而化人者，順。

教者以言，化者以道。老子曰：法令滋彰，盜賊多有，教之逆者也。我無爲而民自化，我無欲而民自朴，化之順者也。

逆者難從，順者易行，難從則亂，易行則理。

天地之道，簡易而已。聖人之道，簡易而已。順日月而晝夜之。順陰陽而生殺之。順山川而高下之。此天地之簡易也。順夷狄而外之，順中國而內之。順君子而爵之。順小人而役之。順善惡而賞罰之。順九十之宜而賦斂之。順人倫而序之。此聖人之簡易也。夫烏獲非不力也。執牛之尾，而使之卻行，則終日不能步尋丈，及以環桑之枝貫其鼻，三尺之綯，繫其頸；童子服之風於大澤，無所不至者，蓋其勢順也。

如此理身、理家、理國，可也。

小大不同，其理則一。養生之士，可不察焉。

明生十二訣

明生之訣延壽理；
陰陽之術乃天機。
世間男女恆受制；
保而守之絕長生。

明生十二訣

韓振芳

一、室中訣

陰陽之道乾坤定；
爲孝才行瓜瓞綿。
焉可多貪捐性命；
人而不壽肇因此。

二、生子訣

月信淨後一三五；
夜半子寅神氣足。
明達通曉天人地；
得男必壽個個賢。

三、養生訣

行功之要宜緩徐；
一深九淺得靈氣。
九九之術陽數滿；
弱來強去年可期。

四、保生訣

發而未施該去也；
側身導引運氣行。
還精補腦可長壽；
來而復往命不衰。

五、成道訣

王母鬼谷能成道；
那個不悉道中訣。
陰陽相滋裨益壽；
御陰摭陽可度生。

六、養氣訣

人於中年命多喪；
只因不明養生竅。
黃帝彭祖都長壽；
接納靈氣蓄精還。

七、關念訣

閒花野草只可玩；
帶刺玫瑰毒性多。
二八婀娜雖感人；
欣賞固可豈能貪。

八、飲食訣

天地萬物爲人備；
物以養生多玄微。
度食習功常得壽；
貪丰蓄害命短促。

九、事功訣

承先啓後立天地；
創建事功宜養生。
大好遠景命去也；
實在爲君鳴不平。

十、天人訣

宇宙乾坤億萬載；
人生於世百數年。
欲與日月同爭壽；
蓄精養氣化生機。

十一、生死訣

天生與人應長壽；
人不長壽命自促。
扭轉生機事可爲；
願君勿迷生老死。

十二、生命訣

人感靈氣始生也；
死而不復能再來。
天地萬載僅一次；
望君速究養生訣。

結　語

這本長壽之道（養生秘訣）乃彙集古今中外諸家修身之法訣，其養性、養情、養生，概略備矣。黃帝陰符：釋盡天人之奧義，窮養生造化之宏旨，世人少悉也。養生玄秘：闡明養生之機微，百家秘術齊申，人生何得而尋之矣。玄功訣法：追補生理之不足，扭轉生機之道也。諸法併收，蓋未爲常人所用，習之自有奇功矣。素子驗方：重在食補和食醫，秘方多端，悉出古今名醫家體驗，可養可療，非醫道者所能明矣。常用食醫，延壽無疑，其然不知，然各有所本也。黃石素書：爲治身養生者必具之哲理，玄義無窮。明生十二訣：爲治生之秘理也。所撰之旨，在復君之元陽，固守精氣神，以保長春耳。如荷「及愛」他人，植蔭於彼，廣被同澤，請以「比照於各郵局划撥一九〇五二號韓振芳戶，立予奉寄。」絕不有誤也。期而齊登養生延壽之域，德在其中矣。君得此書，望能寶之，無事常觀陰符等各卷，究玄秘，其與天人合德矣。如恒以習練各功訣法，改造生理濟以食養食療諸方，其不延年長壽者，幾希也。爲了君之好友—他或她之幸福健康與快樂青春，豈能秘而不宣乎？

長壽訣

氣散血衰宜補接；
恆習功法勝服參。
華池玉液逐時呑；
丹田溫煖返童顏。

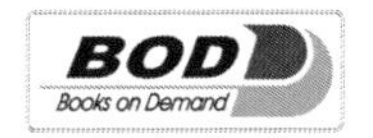

生活風格類　PE0028

長壽之道
——黃帝素（陰）書

編　　著 / 韓振方
責任編輯 / 林千惠
圖文排版 / 彭君浩
封面設計 / 陳佩蓉

發 行 人 / 宋政坤
法律顧問 / 毛國樑　律師
印製出版 / 秀威資訊科技股份有限公司
114 台北市內湖區瑞光路 76 巷 65 號 1 樓
電話：+886-2-2796-3638　傳真：+886-2-2796-1377
http://www.showwe.com.tw
劃撥帳號 / 19563868　戶名：秀威資訊科技股份有限公司
讀者服務信箱：service@showwe.com.tw
展售門市 / 國家書店（松江門市）
104 台北市中山區松江路 209 號 1 樓
電話：+886-2-2518-0207　傳真：+886-2-2518-0778
網路訂購 / 秀威網路書店：http://www.bodbooks.com.tw
國家網路書店：http://www.govbooks.com.tw
圖書經銷 / 紅螞蟻圖書有限公司
114 台北市內湖區舊宗路二段 121 巷 28、32 號 4 樓
電話：+886-2-2795-3656　傳真：+886-2-2795-4100

2012 年 9 月 BOD 一版
定價：280 元

國家圖書館出版品預行編目

長壽之道：黃帝素(陰)書 / 韓振方編著. -- 一版. -- 臺北市：秀威資訊科技, 2012. 09
面； 公分
BOD 版
ISBN 978-986-221-985-0(平裝)

1. 中醫古文 2. 養生

413.19 101014103

讀者回函卡

感謝您購買本書，為提升服務品質，請填妥以下資料，將讀者回函卡直接寄回或傳真本公司，收到您的寶貴意見後，我們會收藏記錄及檢討，謝謝！如您需要了解本公司最新出版書目、購書優惠或企劃活動，歡迎您上網查詢或下載相關資料：http:// www.showwe.com.tw

您購買的書名：______________________________

出生日期：_________年_________月_________日

學歷：□高中（含）以下　□大專　□研究所（含）以上

職業：□製造業　□金融業　□資訊業　□軍警　□傳播業　□自由業

□服務業　□公務員　□教職　□學生　□家管　□其它_____

購書地點：□網路書店　□實體書店　□書展　□郵購　□贈閱　□其他

您從何得知本書的消息？

□網路書店　□實體書店　□網路搜尋　□電子報　□書訊　□雜誌

□傳播媒體　□親友推薦　□網站推薦　□部落格　□其他__________

您對本書的評價：（請填代號　1.非常滿意　2.滿意　3.尚可　4.再改進）

封面設計____　版面編排____　內容____　文／譯筆____　價格____

讀完書後您覺得：

□很有收穫　□有收穫　□收穫不多　□沒收穫

對我們的建議：______________________________

____

____

____

請貼
郵票

11466
台北市內湖區瑞光路 76 巷 65 號 1 樓
秀威資訊科技股份有限公司 收
BOD 數位出版事業部

（請沿線對折寄回，謝謝！）

姓　　名：＿＿＿＿＿＿＿＿＿＿ 年齡：＿＿＿＿ 性別：□女　□男

郵遞區號：□□□□□

地　　址：＿＿＿＿＿＿＿＿＿＿＿＿＿＿＿＿＿＿＿＿＿＿＿＿

聯絡電話：(日)＿＿＿＿＿＿＿＿＿＿ (夜)＿＿＿＿＿＿＿＿＿＿

E-mail：＿＿＿＿＿＿＿＿＿＿＿＿＿＿＿＿＿＿＿＿＿＿＿＿